_____ 님의

건강을 기원합니다!

다시 **암**에 걸리지 않는 **식사법**

MEDI·SOLA
Better, Nutritional LIFE

+
HEALTH
CARE 25

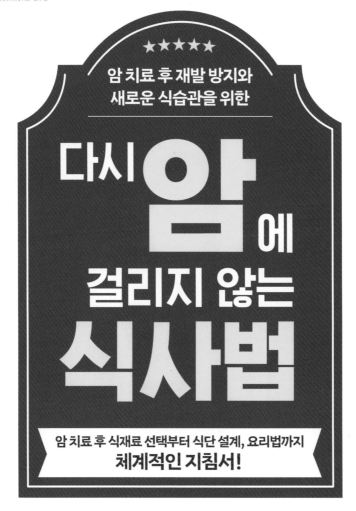

★★★★★

암 치료 후 재발 방지와
새로운 식습관을 위한

다시 **암**에 걸리지 않는 식사법

암 치료 후 식재료 선택부터 식단 설계, 요리법까지
체계적인 지침서!

이지원(세브란스병원 가정의학과 교수),
김형미(메디쏠라 연구소장),
이승연(메디쏠라 대표) 지음

CYPRESS
싸이프레스
Creative and joiful PRESS

머리말

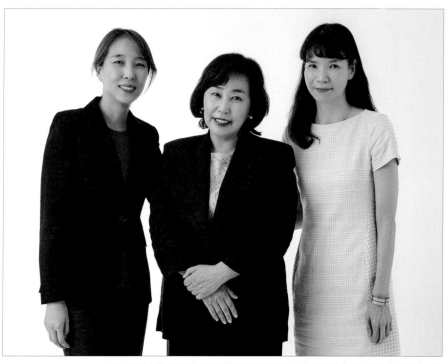

왼쪽부터 **이승연**(메디쏠라 대표), **김형미**(메디쏠라 연구소장), **이지원**(세브란스병원 가정의학과 교수)

"비 온 뒤에 땅이 굳어진다." 이 속담은 어떤 시련을 겪은 뒤에 더 강해짐을 비유적으로 이르는 말입니다. 진료실에서 암 치료 종료 후 암 치료를 하기 전보다 오히려 활력이 있고 신체적으로 더 건강해진 분들을 많이 만납니다. 이분들의 한결같은 특징은 내 몸에 가장 가까운 환경, 다시 말해 먹는 것과 움직임을 잘 다스린다는 뜻이지요. 이를 지켜보면서 좋은 식사와 규칙적인 운동을 꾸준하게 실천하는 것이 그 어떤 약이나 기능성 식품보다 암의 재발과 전이로부터 우리를 보호하고 자유롭게 한다는 데 확신을 가지게 됩니다.

조만간 우리나라는 65세 이상 인구가 전체 인구의 20%를 넘는 초고령 사회로 진입할 것으로 전망되는 가운데 한국인의 평균 기대 수명까지 생존한다고 가정하면 10명 중 4명은 어떤 종류의 암이든 암에 걸리는 것으로 예측됩니다. 이제는 암이 불치병으로 두렵고 무서운 존재인 것이 아니라 현대 의학의 치료와 더불어 일상에서 잘 관리하며 살아야 할 때라고 할 수 있습니다.

　한편 암 치료 종료 후에 병원을 찾게 되는 가장 빈번한 이유는 암 치료 자체보다 오히려 고혈압, 당뇨병, 이상 지질 혈증 등 만성 질환 때문인 경우가 더 많습니다. 실제로 암 경험자들이 그렇지 않은 사람들보다 만성 질환에 걸리거나 심혈관 질환에 걸릴 확률이 더 높은 것으로 알려져 있습니다. 건강한 식사는 모든 암의 40%를 예방하고, 암 치료 이후 암이 다시 활개를 치지 못하도록 건강의 균형을 잡아 주는 가장 큰 역할을 합니다. 그뿐 아니라 다양한 통곡, 다채로운 색깔의 채소와 과일, 좋은 기름, 생선, 가금류, 콩 등 건강한 단백질을 섭취하고, 건강에 좋은 필수 지방산을 균형 있게 섭취하고, 수분을 충분히 섭취하면 심혈관 질환을 31% 줄일 수 있고, 당뇨병 33%, 뇌졸중 20%를 예방할 수 있습니다.

　제 진료실을 찾는 환자분들에게 제가 가장 즐겨 하는 처방은 "음식은 약이고 운동은 밥이다."라는 말입니다. 음식은 약처럼 필요한 양만 제대로 먹고 운동은 매일매일 밥 먹는 것보다 더 많이 하라는 의미이지요. 이 책을 통해 암을 경험하신 환우분들이 암 재발 걱정을 덜고, 어떻게 먹어야 할지 조금이라도 덜 고민하면서 손쉽게 접할 수 있는 '보약'을 발견하시기를 기대해 봅니다.

약보다 음식을 신뢰하는 의사 **이지원**

암을 진단받고 불안한 마음으로 어렵고 힘든 치료의 긴 항해를 거쳐 '치료 종료' 판정을 받으신 여러분, 정말 수고하셨습니다.

많은 분들이 암 치료가 끝나면 암 진단 이전의 상태가 될 것으로 기대합니다. 하지만 안타깝게도 암을 진단받기 전의 상태로 돌아갈 수는 없습니다. 암을 치료하기 위한 수술이나 항암 화학 요법 등으로 인해 신체와 대사에 여러 가지 변화가 일어난 상황이기 때문에 이를 회복하는 데 시간이 좀 더 필요합니다.

한편 환자분들이 암 재발을 막고자 불필요하게 일상생활을 바꾸거나 검증되지 않은 약제나 식이 조절에 관심을 가지고서 이를 무리하게 시도하기도 합니다. 이는 오히려 다른 건강 문제를 일으킬 수도 있으니 특히 주의해야 합니다.

암 치료가 끝난 뒤에도 의학적인 추후 관리 계획을 잘 따르면서 여러 가지 신체적·정신적 변화를 이해하고 이를 효과적으로 관리하는 것이 중요합니다. 무엇보다 일상에서 재발과 예방에 도움이 되는 식습관과 라이프 스타일로 건강을 새롭게 만들어 가기를 권합니다. 과학적으로 검증된 방법을 시도하는 것만이 환자가 더욱 건강해지고 다른 건강 문제들이 생기는 것까지 예방하는 데 도움이 됩니다. 치료가 끝난 후 건전한 건강 증진 방법에 적극적인 관심을 가지고 실천을 해 나가면 삶에 새로운 의미를 찾고, 더불어 예전보다 더 건강한 삶을 유지할 수 있으리라 확신합니다.

이 책을 읽고서 내 몸에 맞는 건강식의 기준을 알고, 그 실천을 위해 다양한 음식을 만들어 보세요. 그 과정에서 암이라는 고통스러운 기억을 잊고 새로운 건강을 찾아 일상에서 꾸준히 건강한 식사, 규칙적인 운동과 더불어 소소하지만 확실하고 행복한 삶의 기쁨을 사랑하는 사람들과 함께 누리시길 기원합니다.

메디쏠라 연구소장 **김형미**

저는 40대부터 온몸에 원인 불명의 다양한 증상과 질환으로 여러 진료과와 많은 병원을 다니고 있는 환자입니다. 제 증상을 치료하기 위해 의료진들이 다양한 처방과 노력을 기울였지만, 약에도 반응하지 않는 상황에 이르렀습니다. 지난한 치료의 마지막 길에서 저의 근본적인 문제점을 알게 되었습니다. 먹거리가 풍족한 현대인에게서 상상하기 어려운 만성 영양실조 상태라는 것을요. 영양 전문가와 상담을 통해 이는 어린 시절부터 이어진 편식과 특히 20~30대의 잘못된 식습관, 라이프 스타일에 따른 것임을 알게 되었습니다. 아프리카와 같은 기아국에서나 겪고 있는 문제인 줄 알았던 영양실조를 제가 앓고 있었다는 사실에 충격을 받고, 그때부터 영양과 건강에 관심을 가지기 시작했습니다. 건강의 근본이 균형 잡힌 영양임을 깨달았고, 우리 몸에 영양을 공급해 주는 식품들을 하나둘 알게 되면서 우리나라에 이러한 근본에 근거한 식단을 만들어야겠다는 사명감이 생겼습니다. 이 사명감을 실현하기 위해 전문 의료진 그리고 임상 전문가와 다양한 질환 및 그와 관련된 영양에 대한 과학적 지식을 기반으로 메뉴를 설계하고 제품화하여, 임상 연구를 진행하고 긍정적 결과를 SCI급 논문으로 발표하고 있습니다.

세브란스병원의 이지원 가정의학과 교수님과 동덕여자대학교 식품영양학과 겸임 교수이자 메디쏠라 연구소의 김형미 소장님과 함께 암 치료 후 재발을 예방하기 위해, 두 전문가가 과학적인 근거로 검증한 건강한 삶을 위한 영양 기준을 제시하고, 이 기준에 맞으면서 맛과 식감, 색감을 살려 먹는 즐거움까지 고려한 메뉴를 담고자 노력했습니다.

《다시 암에 걸리지 않는 식사법》을 통해 여러분이 이겨 낸 암을 완전히 물리치고 건강한 삶을 누리시기를 기원합니다.

감사합니다.

메디쏠라 대표 **이승연**

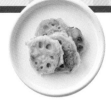

Part 1
암 치료가 끝나고, 새롭게 시작해야 합니다

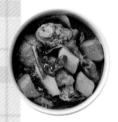

Part 2
다시 암에 걸리지 않는 새로운 영양 관리

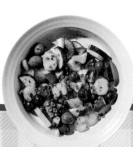

Part 3
건강한 세포를 만드는 가장 강력한 암 극복 식사법

Part 4
일상생활에서 실천하는 건강 레시피

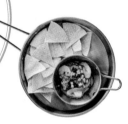

일품요리 15가지

죽, 수프, 영양 음료 12가지

간식과 음료 10가지

Part 5
식습관이 깨진
상황에 대처하는
회복 레시피

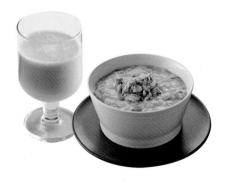

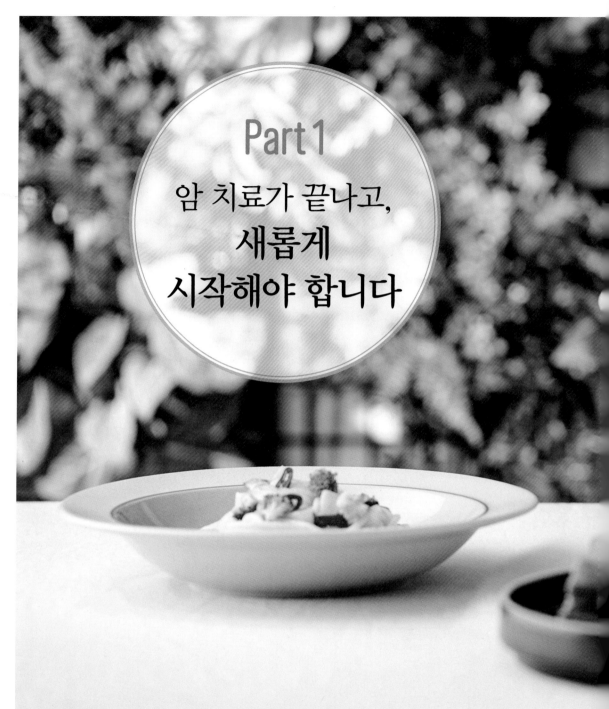

Part 1
암 치료가 끝나고,
새롭게
시작해야 합니다

암 진단 후부터 치료 종료까지 살얼음판 같던 암 치료를 무사히 끝내고 나면 많은 사람들이 암을 진단받기 이전의 상태로 돌아갈 것으로 기대합니다. 하지만 안타깝게도 그렇게 될 수 없습니다. 암 치료를 마친 환자들은 치료 종료 후, 이전과 달라진 몸 상태와 치료를 받으며 생겨난 신체의 여러 가지 변화를 받아들이고 이에 적응해야 합니다. 치료와 관련된 부작용 중 일부 증상들은 치료가 끝난 후에도 일정 기간 지속되기도 합니다. 뿐만 아니라 의료진에게 암 재발 가능성과 위험에 대한 설명을 듣고 치료를 끝냈지만, 불안과 걱정은 끝나지 않습니다.

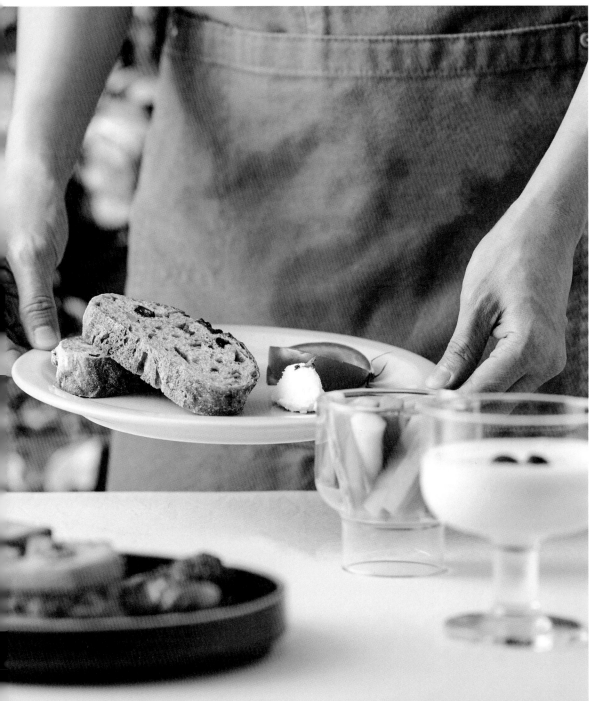

암 치료 이후의 상황을 이해하기 쉽게 비유하자면, 암 치료라는 거친 항해를 거쳐 도착한 곳은 출발했던 항구가 아닌 다른 항구이고, 이 새로운 항구에서 낯설고 두렵지만 '새로운 정상 상태'를 이해하고 그 상태에 적응해 나가야 하는 상황입니다. 그러기 위해서는 의학적인 추후 관리를 잘 따르면서 여러 가지 신체적·정신적 변화를 이해하고 이를 효과적으로 관리해야 합니다. 즉, 새로운 건강 상태 유지를 위한 올바른 방법에 관심을 갖고 꾸준히 실천하는 것입니다. 이를 통해 삶의 의미를 새롭게 찾고, 더불어 예전보다 더 건강한 삶을 유지할 수 있습니다.

암은 더 이상
불치병이 아니다

우리나라 사람들의 사망 원인 1위는 몇십 년 동안 요지부동으로 암입니다. 2020년 암 발생자 수는 총 24만 7,952명이며, 이 중 남자는 13만 618명, 여자는 11만 7,334명으로 인구 10만 명당 482.9명꼴로 암으로 고통받고 있습니다. 특히 65세 이상에서는 7명당 1명이 암 유병자였으며, 남자는 6명당 1명, 여자는 9명당 1명이 암 유병자로 나타났습니다. 우리나라 사람의 평균 기대 수명은 83.5세인데, 이때까지 생존할 경우 암에 걸릴 확률은 36.9%로, 남자(80.5세)는 5명 중 2명, 여자(86.5세)는 3명 중 1명이 암에 걸릴 수 있습니다.

참고 2020년에 가장 많이 발생한 암은 갑상샘암이었으며, 이어서 폐암, 대장암, 위암, 유방암, 전립샘암, 간암의 순으로 많이 발생하는 것으로 나타났습니다(남자의 암 순위는 폐암, 위암, 전립샘암, 대장암, 간암순, 여자의 암 순위는 유방암, 갑상샘암, 대장암, 폐암, 위암순).

사망 원인 분석(2021년)

사망 원인별 비율(전체 사망 대비)

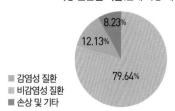

8.23%
12.13%
79.64%

- 감염성 질환
- 비감염성 질환
- 손상 및 기타

비감염성 질환으로 인한 주요 사망 원인

순위	질환명	사망자 수(비율*)
1	악성 신생물(암)	82,688명(26.0%)
2	심뇌혈관 질환	54,176명(17.0%)
3	만성 호흡기 질환	14,005명(4.40%)
4	당뇨병	8,961명(2.8%)

*전체 사망 대비

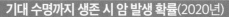

기대 수명까지 생존 시 암 발생 확률(2020년)

남자 80.5세

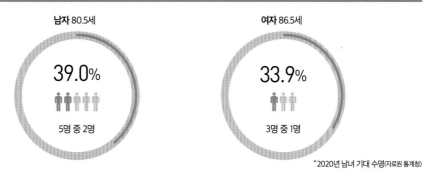

39.0%

5명 중 2명

여자 86.5세

33.9%

3명 중 1명

*2020년 남녀 기대 수명(자료원 통계청)

5년 생존율 추이(모든 암)

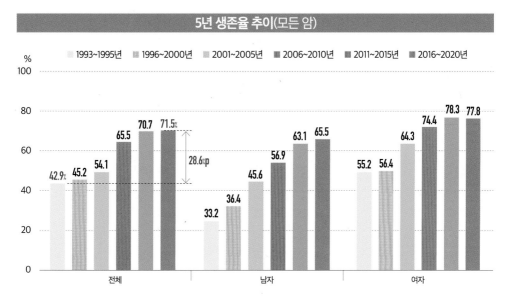

위 자료에서 알 수 있듯이, 암에서 자유롭지 못한 것이 현실이 되었습니다. 그러나 너무 걱정하지 않아도 됩니다. 예전에는 암을 불치병이라고 했지만, 이제는 더 이상 죽음의 병으로 절망하는 질환이 아닙니다. 조기 검진과 치료에 대한 의학 기술이 발달하면서, 암 생존율은 지속적으로 증가하는 추세입니다. 최근 5년간 (2016~2020년) 발생한 암 환자의 5년 생존율은 71.5%로, 10명 중 7명 이상은 5년 이상 생존하는 것으로 추정됩니다. 암 종류별로 생존율을 살펴보면, 남녀 전체에서 갑상샘암(100.0%), 전립샘암(95.2%), 유방암(93.8%)이 높은 생존율을 보였고, 간암 (38.7%), 폐암(36.8%), 담낭 및 기타 담도암(29.0%), 췌장암(15.2%)은 상대적으로 낮은 생존율을 보였습니다.

언제나 재발될 수
있는 암

의료에서 말하는 암 생존률이라는 것은 치료 종료 후 5년까지 암이 재발되지 않는 상태를 뜻합니다. 암 치료에 대해 5년 생존율을 말하는 것은 암 재발은 일반적으로 치료 5년 내에 나타나기 때문입니다. 암에 걸린 후 5년 이상 생존하면 암에서 자유로워질 수 있을까요? 안타깝게도 꼭 그렇지는 않습니다. 치료 중에 너무 작아서 미처 치료되지 못했거나, 때로는 독한 치료에도 일부 생존한 암세포는 다른 곳으로 이동해 그 자리에서 스스로 번식하는 특성이 있어서 재발과 전이가 나타날 수 있기 때문입니다. 예를 들어 폐암의 경우, 폐에 생긴 암세포가 직접적으로 흉막에 침윤할 수 있고, 혈관과 림프관을 따라 뇌, 뼈 등 다른 장기에 쉽게 퍼지며, 유방암의 경우 전체 재발률이 20~30%로, 특히 수술 후 2~3년 동안이 가장 위험합니다. 대장암은 수술 후 20~50% 재발하며, 뇌종양은 30~40%에서 재발하는 것으로 알려져 있습니다. 또 암 환자였던 사람은 새로운 암(이차 암)에 걸릴 위험이 일반인보다 2.3배 더 높다고 알려져 있습니다. 일반인과 비교해 폐암은 2.1배, 대장암은 4배, 간·담도·췌장암이 1.9배, 생식기 암이 2.6배 정도 높게 발생하는 것으로 나타났습니다.

암은 성질에 따라 원발암, 이차 암, 재발 암, 전이암으로 분류됩니다.

원발암은 암세포 조직이 처음 자리를 잡고 생성되기 시작한 상태를 의미하며, 발생 시기를 기준으로 판단합니다. 원발암이 시작되는 원인은 세포 유전자가 무작위로 변이해 암세포가 되고 악성 종양으로 커진다는 의견이 일반적입니다. 이렇게 세포 변이가 일어나는 원인으로는 흡연, 음주, 자극적인 음식을 먹는 생활 습관, 스트레스 등이

지목되고 있습니다.

이차 암은 먼저 발생한 암과 무관하게 원발암 치료 후 다른 부위에 새로운 암세포가 생성된 것입니다.

재발 암이란 처음 발생했던 암세포가 완전히 제거되었다고 생각했는데, 다시 암세포를 발견한 상태를 말합니다. 항암제를 맞고 치료를 받아도 항암제가 듣지 않는 일부 암세포가 살아남아 잠복해 있다가 점점 커져서 재발되는 것입니다.

마지막으로 전이암은 관찰 가능한 크기의 암으로 발전하기 이전부터 이미 전이가 진행된 상태라고 파악됩니다. 미세 전이암으로 잠복하고 있어서 진단되기 어렵기 때문에 암을 아무리 초기에 발견해도 전이 가능성은 존재합니다. 따라서 모든 암 환자들은 병기의 경중에 상관없이 미세 전이암이 진행되었다는 가정하에서 신중히 치료를 진행하는 것을 권고합니다.

암세포가 전이되는 원인

암세포는 자라면서 주변 조직을 침범하기 때문에 일부 암세포가 원발 종양 세포에서 떨어져 나와 림프계를 통해서도 퍼질 수 있습니다. 암세포가 림프관 내로 들어가면 주변에 있는 림프절로 이동해 여기에서 증식해서 종양을 만듭니다. 처음에는 림프절 내에 국한되는데, 이때 면역 세포는 일시적이나마 암세포가 더 이상 퍼지는 것을 막을 수 있습니다. 또한 암은 혈관을 통해 혈액이 풍부한 조직으로 잘 전이됩니다. 암세포가 자라면서 혈관의 벽을 손상시키고 이때 몇몇 암세포가 원발 종양 세포에서 떨어져 나와 혈류를 타고 이동하다가 어떤 조직의 모세 혈관에 정착한 후 증식을 시작합니다. 간, 뇌, 폐 등으로 잘 전이되며, 특히 간은 심장과 장에서 혈액을 받기 때문에 전이가 잘되는 기관입니다.

이차 암의 첫 번째 발생 원인은 유전적 취약성입니다. 예를 들어 유방암 발생률을 높이는 BRCA 유전자를 처음부터 가지고 있는 경우 유방암 이외 난소암이나 다른 생식기 암을 같이 가지고 있을 확률이 높아집니다. 두 번째로는 재발과 마찬가지로 잘못된 생활 습관을 들 수 있습니다. 잘못된 식습관의 누적, 비만, 흡연, 과도한 알코올 섭취 등은 이차 발생의 위험을 높입니다. 세 번째는 치료 영향인데 암세포가 치료를 받는 동안 정상 세포의 유전자 변이를 유발해 새로운 암세포를 발생시킬 수 있습니다.

암의 병기가 높을수록 재발 위험이 높습니다. 암세포가 처음 발생한 장기에 국한된 경우가 1~2기이며, 주변 림프절까지 전이된 것이 3기, 다른 장기로 전이된 경우가 4기입니다. 암의 병기가 높을수록 암이 처음 발생한 장소에서 주변 조직이나 림프절, 또는 다른 장기로 퍼져 있을 가능성이 높습니다. 결론적으로 암의 병기가 높을수록 암의 재발 위험은 높고 생존율은 낮아집니다. 또 일부 암세포는 변이된 일부 세포가 다른 근접한 암세포를 잡아먹으면서 항암 치료에서 살아남는데 세포 세계에서 일종의 '카니발리즘(인육을 먹는 관습)'이 일어날 수 있습니다.

잘못된 생활 습관 때문에 재발 위험이 높습니다. 우리 몸의 정상 세포들은 성장과 증식을 조절하는 조절 유전자의 작용을 받고 있는데 이런 조절 유전자에 돌연변이가 발생하면 일부 세포들은 성장과 증식의 정상적인 과정을 벗어나 암으로 발전하게 됩니다. 유전자의 돌연변이 원인은 명확하게 밝혀지지 않았지만 여러 역학 연구를 통해 흡연, 음주, 식습관, 스트레스, 감염, 환경 오염, 방사선, 호르몬, 직업 등의 환경 요인이 70% 정도 차지하는 것으로 알려져 있습니다.

암 치료 후에는
건강 설계를 새롭게 해야

세계보건기구(WHO)에서는 의학적인 관점에서 암 발생 인구의 3분의 1은 예방 가능하고, 3분의 1은 조기 진단만 되면 완치가 가능하며, 나머지 3분의 1의 환자도 적절한 치료를 하면 완화가 가능한 것으로 보고 있습니다. 암 사망의 30%는 흡연에, 30%는 식이 요인에, 18%는 만성 감염에 기인한다고 했으며, 그 밖에 직업, 유전, 음주, 생식 요인 및 호르몬, 방사선, 환경 오염 등의 요인도 각각 1~5% 작용하는 것으로 알려져 있습니다. 따라서 일상생활에 적용할 수 있는 암 예방 습관의 실천과 조기 검진만으로도 암 질환의 상당 부분은 예방이 가능하다고 할 수 있습니다.

이 내용은 치료를 마친 모든 암 환자들에게도 적용되는 것으로, 암의 재발, 전이, 이차 암 발생 예방을 위해 아래와 같은 사항을 우선적으로 관리해야 합니다.

첫째, 암 치료가 끝난 후에도 정기적으로 의료진에게 추후 관리를 받습니다. 첫 암의 치료가 종료된 이후에도 최소 5대 암(위암, 대장암, 유방암, 자궁 경부암, 간암) 검진은 주기적으로 받아야 합니다. 암의 종류별로 이차 암이 잘 생길 수 있는 부위가 다릅니다. 예를 들어 대장암이나 난소암에 걸렸던 사람은 정상인보다 유방암 위험이 더 높고, 유방암, 자궁 내막암, 대장암을 앓았던 여성은 난소 상피암 위험도가 큽니다. 한쪽 유방에 암이 있던 사람은 다른 쪽 유방에도 암이 생길 확률이 상대적으로 높습니다. 유방암, 난소암, 위암을 앓았던 사람은 이차 암으로 대장암 위험이 높기 때문에 전문의와 상담해 대장 내시경 검사를 받는 게 좋습니다.

둘째, 식습관과 운동, 생활 습관을 건강하게 바꾸어야 합니다. 현재 암 발생 위험을 낮추기 위한 방법에 대해 많은 연구들이 진행되고 있는데, 현재까지 나온 결론은 식습관과 운동, 생활 습관을 건강하게 바꿈으로써 더욱 건강해지고, 다른 문제들이 생기는 것도 예방할 수 있다는 사실입니다. 암에 걸린 사람은 이미 흡연, 음주, 운동 부족 등 건강하지 않은 생활 습관을 갖고 있는 경우가 흔합니다. 이런 생활 습관은 신체 상태에도 영향을 주어, 암 진단 전부터 이미 만성 질환을 앓고 있거나 질병이 생기기 쉬운 조건이 되고, 암 치료 후에도 일반인보다 만성 질환에 걸리기 쉬운 상태가 됩니다. 따라서 이전의 잘못된 식습관과 생활 습관을 건강한 습관으로 개선해야 합니다. 뿐만 아니라 암 치료 후, 암 경험자는 일반인보다 심혈관 질환, 뇌혈관 질환, 당뇨병 등과 같은 만성 질환이 생기기 쉽습니다. 따라서 만성 질환에 걸리지 않도록 체중 관리를 철저히 해야 합니다.

세계암연구기금(WCRF)과 미국암연구협회(AICR)에서는 암 생존자를 위한 생활 지침을 마련하고 암 재발, 전이 이차 암 발생 및 당뇨병·심혈관 질환과 같은 만성 질환을 줄이기 위해 이를 잘 따를 것을 권고하고 있습니다.

세계암연구기금(WCRF)과 미국암연구협회(AICR) 암 예방 권고 지침 요약

	WCRF / AICR(2017년)
1	적정 체중 유지하기
2	매일 최소 30분 이상 중강도 이상의 운동을 하고, 앉아서 생활하는 습관을 줄이기
3	고에너지 식품과 당을 첨가한 음료 섭취 피하기
4	전곡류, 채소, 과일, 콩 등의 식품을 즐겨 먹기
5	붉은 육류 섭취를 제한하고, 가공육(햄, 베이컨 등) 섭취 피하기
6	소금을 적게 먹고, 염장된 식품 피하기(하루 5g 이하)
7	암 예방을 위해 금주하기
8	암 예방을 위해 건강 보조 식품에 의존하지 않기
9	가능하다면, 모유 수유를 6개월 이상 유지하기
10	암 생존자는 암 예방 권고 지침을 따르고, 건강 전문가에게 정기적으로 건강 상태 확인하기

암 치료가 끝난 후에도 정기적인 검진과 건강한 생활 습관의 꾸준한 실천만이 새로운 건강 상태를 유지하는 최선의 방법입니다. 그러나 실제로 많은 환자들이 재발 방지를 위해 불필요하게 일상생활을 바꾸고 검증되지 않은 약제나 식사 조절에 관심을 갖습니다. 이러한 것들은 전혀 도움이 안 되며, 오히려 다른 건강 문제를 일으키는 것임을 임상에서 자주 경험하면서, 환자나 보호자에게 제시할 올바른 방법에 대해 많이 고민하게 되었습니다.

그중 가장 오해가 많고 혼란스러운 식사 문제와 관련해 필자가 임상에서 전문가들과 연구해 입증한 원리를 토대로 올바른 식사 원리 및 식사법을 제안하고자 합니다.

재발을 막는
최고의 식단

암 재발을 막기 위한 건강한 식사 패턴에 대해 많은 고민과 연구를 하던 중, 과학적으로 입증된 식단을 알아냈습니다. 그리스, 이탈리아 등 지중해 연안에 사는 사람들의 건강 비결로 알려진 지중해 식단입니다. 지중해 식단은 유네스코 세계 무형 문화유산에 등재되어 있으며, 심혈관 질환, 당뇨병, 체중 감량에 가장 효과적인 식단으로 이미 널리 알려져 있습니다. 미국 식이 가이드라인과 미국심장학회의 가이드라인에서 '심혈관 질환'을 예방하기 위한 식이 요법으로 권고되고 있습니다. 뿐만 아니라 지중해 식단은 암의 발병률 및 사망률을 줄이는 효과가 가장 강력한 식사로 밝혀졌습니다. 이는 지중해 식단에 단백질, 섬유소, 오메가3 지방산(PUFA), 비타민 C와 비타민 E 등 미량 영양소가 충분히 함유되어 있어서 산화 스트레스를 줄이고 만성 염증을 낮춤으로써 암으로부터 유전자와 세포를 보호하는 역할을 하는 것으로 생각됩니다. 필자는 영양 전문가와 함께 연구한 지중해 식단의 영양 원리에 근거해 한국인 영양 권장량에 맞추어 '한국형 지중해 식단 영양 가이드'를 세웠습니다.

아래는 필자가 '한국형 지중해 식단 영양 가이드'에 근거하여, 암 환자 대상으로 연구한 결과를 논문으로 발표한 내용입니다.

지중해 식이의 항비만 효과: 항비만 약제만큼 효과 있고 과체중 유방암 경험자의 비만, 대사 지표 개선 효과 검증

과체중이나 비만은 유방암 환자들의 재발 및 전이와 큰 관련이 있으며, 여러 대사 문제를 유발할 뿐만 아니라 삶의 질을 떨어뜨리므로 유방암 재발 방지를 위해서는 체중 감량이 필수적으로 요구된다. 이를 위해 필자의 연구 팀은 과체중 유방암 경험자를 두 그룹으로 나눠 8주 동안 비만 개선 효과를 검증했다. A그룹(14명)은 지중해식 식이와 항비만 약제의 병용 요법을, B그룹(20명)은 지중해식 식이만을 섭취했다. 또 일반 과체중 환자인 C그룹(22명)을 대상으로 지중해식 식이와 항비만 약제의 병용 요법을 실시했다. 그 결과, A, B, C그룹의 체중 감량 수치는 각각 2.8kg, 1.8kg, 2.5kg으로 나타났다. 또 세 그룹 모두 공복 혈당, 인슐린, 인슐린 저항성 지표가 향상됐다. 하지만 지중해 식이와 항비만 약제의 병용 요법이 지중해식 식이 단독 요법보다 더 나은 효과를 보이진 않았다. 이는 지중해식 식이가 항비만 약제 투여와 관계없이 유방암의 전이나 재발과 관련 있는 비만도를 개선하고 대사 지표를 호전하게 할 수 있음을 의미한다. 즉, 지중해식 식단을 잘 준수할 경우 항비만 약제만큼의 체중 감량 효과를 볼 수 있었다.

지중해식 식이, 유방암 재발 억제 효과 확인

유방암 재발에는 비만, 신체 활동 부족, 건강하지 못한 식습관 등이 영향을 끼친다. 지중해식 식단은 심혈관 질환, 암, 비만 등 대사 질환의 보호 효과가 있어 유방암 재발 예방법으로 주목받고 있다. 본 연구 팀은 과체중이거나 대사적 위험 요인을 1개 이상 가진 유방암 경험자 20명을 대상으로 8주 동안 지중해식 식이를 실시했다. 그 결과, 체질량 지수(BMI), 허리둘레와 인슐린 저항성에 대한 혈액 검사 지표가 개선됐다.

지중해식 식이는 세포 밖 소포체(Extracellular Vesicle) 내의 miRNA 발현에도 영향을 끼쳤다. miRNA는 작은 RNA(small RNA)의 한 종류로, 임상 증상이 나타나기 전에 우리 몸의 변화를 감지할 수 있어 질병의 진단 또는 치료에 이용되는 물질인데 본 연구 팀은 지중해식 식이 이후 800여 개의 miRNA 중 36개가 상향 조절, 6개가 하향 조절됨을 밝혀냈다. 또한 경로 분석을 통해 해당 miRNA들이 유방암 관련 에너지 대사, 혈당 조절, 인슐린 조절 기전과 관련이 있음을 알아냈다. 이번 연구는 적은 표본임에도 이제까지 시도되지 않은 세포 밖 소포체의 miRNA 변화를 발견했다는 점에서 의미가 있으며, 지중해식 식이를 통해 유방암의 전이나 재발의 위험 가능성을 낮출 가능성을 나타낸다.

지중해식 식이, 비만 유전자의 기능을 약화해 유방암 보호 효과 확인

비만은 에스트로겐 등 암세포 성장을 촉진하는 호르몬을 활성화하는데, 비만을 야기하는 유전자 변이를 가지면 비만과 더불어 유방암 발생 위험도가 높아진다. 대표적인 비만 관련 유전자로 포만감에 관여하는 MC4R 유전자가 변이되면 포만감을 잘 느끼지 못해 식욕 억제력이 줄며 과식하게 된다. 탄수화물을 지방으로 바꾸는 FTO 유전자가 변이되면 체지방량이 과도하게 증가한다. 지중해식 식단은 채소, 과일 등 식물성 식품과 해산물, 닭고기 등 저지방 육류를 곁들인 식사다. 고지방·고당분·가공식품 등을 제한함으로써 비만 위험도를 낮춰 유방암 예방 및 재발 방지 식단으로 주목받고 있다. 본 연구 팀은 지중해식 식단이 비만 유전자 변이의 기능에 어떠한 영향을 주는지 확인하기 위한 연구를 진행했다. 1~3기 유방암 환자 71명을 대상으로 8주간 지중해식 식단을 실시한 군과 그렇지 않은 대조군으로 나눠 분석했다. 그 결과, 지중해식 식단이 비만 유전자 변이의 기능을 억제하는 데 효과가 있는 것으로 확인됐다. 지중해식 식단을 한 환자들은 MC4R 유전자 변이가 있더라도 비만 위험도가 낮아졌다. 비만 정도를 수치화한 체질량 지수(BMI)가 1.3, 체중이 3.1kg 감소했다. 단백질 섭취량은 평균 2.7%, 체내 나쁜 콜레스테롤을 떨어뜨리는 단일 불포화 지방 섭취량은 7.6% 증가했다. 일반 식단을 실시한 MC4R 변이 유전자 보유 환자에서는 체질량 지수와 체중의 감소량이 현저히 적었다. 또한 심혈관 질환의 위험을 높이는 포화 지방 섭취량이 3.1% 늘고, 단백질 섭취량은 오히려 1.4% 줄어든 것과 대비된다. 지중해식 식단은 변이된 FTO 유전자의 기능도 억제하는 것으로 확인됐다. 지중해식 식단을 실시한 환자군에서 체중이 2.9kg, 체지방량이 1.3kg 감소하고 단일 불포화 지방 섭취량이 8.7% 증가했다. 이에 반해 일반 식단 실시 환자군에서는 체중과 체지방의 감소량이 각각 0.5kg 이하로 적었으며, 단일 불포화 지방 섭취량은 1.5% 증가하는 데 그쳤다. 이 연구는 섬유질과 단일 불포화 지방이 풍부한 지중해식 식이를 통해 비만 유전자 변이의 기능을 약화해 비만을 예방하며, 유방암 환자의 회복을 돕고 재발률을 낮출 수 있는 가능성을 나타낸다.

반면 항간에 암을 치료한다거나 치료 효과가 있다고 주장하는 식이 요법이 많습니다. 그러나 이는 아직까지 그 효과와 도움이 되는 과학적 근거가 매우 부족합니다. 오히려 건강에 해가 될 수 있는 점이 더 많기 때문에 무조건 따라 하지 않도록 주의를 당부합니다.

주의가 필요한 암 재발 방지 식단

금식 요법_칼로리와 영양소에 대한 필요성이 높은 암 치료 후 회복 단계에서 금식을 하면 위험합니다. 뿐만 아니라 영양소가 부족한 상태가 지속되면, 이 또한 건강 상태에 좋지 않은 영향을 줄 수 있으므로 시도하지 않는 것이 좋습니다.

주스 테라피_일부에서는 주스가 암에 좋은 항산화 물질을 포함하고 있어 암 환자들에게 좋은 것처럼 선전하며 판매하고 있습니다. 이 말은 반은 맞고, 반은 틀립니다. 식사를 통해 필요한 영양소를 섭취하는 것이 우선되어야 합니다. 그러나 일상에서 균형 잡힌 식사를 꾸준히 하기 어려운 경우도 많습니다. 비타민과 미네랄, 섬유소의 섭취가 어려울 때, 다양한 채소주스가 도움이 될 수 있습니다. 그러나 당이 첨가된 과일주스는 오히려 불필요한 열량을 공급하게 되어, 나도 모르게 체중이 늘거나 복부 비만이 될 수 있습니다. 특히 상업적으로 생산된 제품을 먹어야 한다면 '영양 성분표'에서 당의 함량을 확인하길 권합니다.

채식_많은 사람들이 암 치료 후 채식을 유지합니다. 그러나 채식을 하는 것이 암 재발 예방에 특별한 이점이 있다는 근거는 부족합니다. 오히려 우리 몸은 채식만으로는 필요한 영양소의 양을 충족할 수 없습니다. 특히 암 치료 후 몸에 영양소들이 고갈된 상태에서 채식을 하면, 반대로 영양소 부족으로 다양한 건강 문제를 일으킬 수 있습니다. 건강한 세포의 재료가 되는 필수 아미노산과 필수 지방산은 동물성 식품에서 공급받아야 합니다. 따라서 채소의 양을 늘리는 것은 좋으나, 식단을 채식으로만 유지하는 것은 바람직하지 않습니다.

건강 기능성 식품이나 보충제 섭취_건강 기능성 식품은 어디까지나 보조 역할을 할 뿐 우리 몸에 필요한 영양소 전체를 대체할 수 없습니다. 따라서 맹신은 절대 금물입니다. 일상의 식사 섭취에 대한 평가와 함께 본인의 몸 상태 등을 살피고, 의료진 또는 전문가의 판단에 따라 적절하게 섭취해야 합니다.

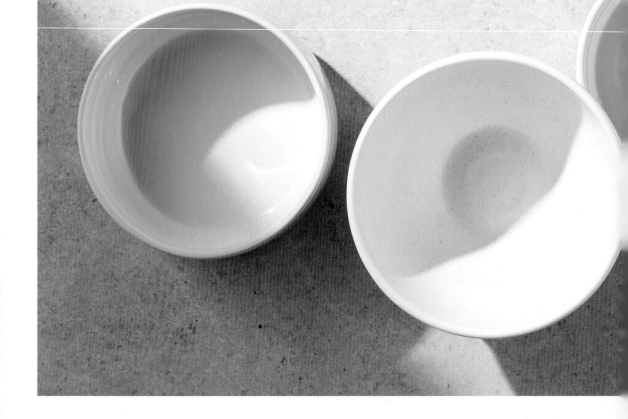

Part 2

다시 암에 걸리지 않는
새로운 영양 관리

파트 2에서는 다시 암에 걸리지 않으려면 어떻게 영양 관리를 해야 하는지 실제로 적용할 수 있는 방법을 알아봅니다. 일상생활에서 무엇을 어떻게 주의하고 관리해야 하는지를 구체적으로 제시했습니다. 원리를 알아야 제대로 실천할 수 있으니까요.

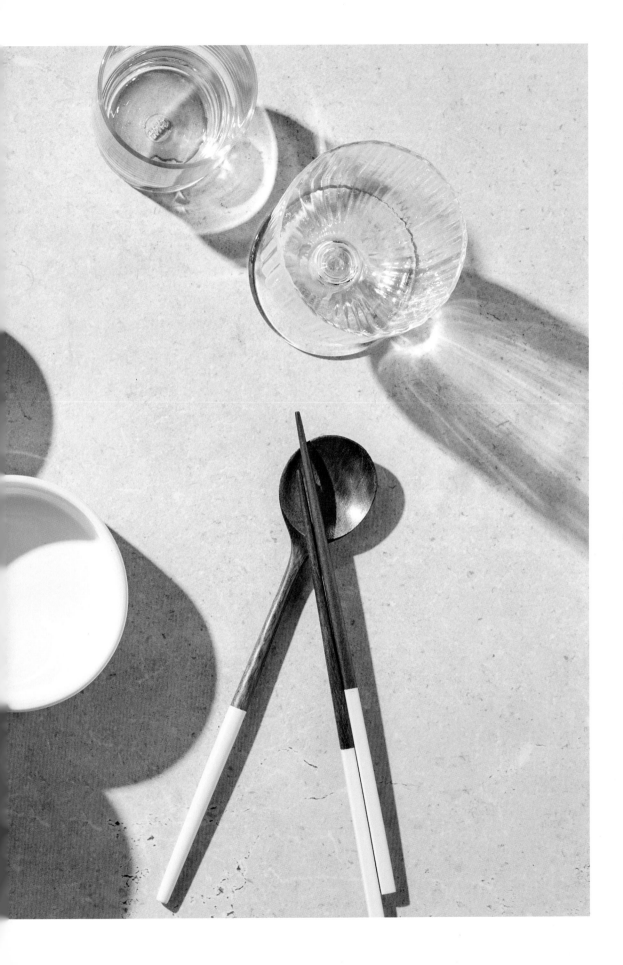

비만을 막고
표준 체중 유지하기

   암은 체중과 관련성이 높습니다. 과체중과 비만의 경우 암 발병률이 높을 뿐만 아니라 암 재발과도 연관됩니다. 따라서 암 치료가 종료된 후에도 긴장을 늦추지 말고 체중을 표준(정상) 범위 내에서 유지해야 합니다.

> **비만과 관련이 높은 암** 대장암 및 직장암, 식도암, 신장암, 폐경 여성의 유방암, 자궁 내막암, 위암, 간암, 담낭암, 췌장암, 난소암, 갑상샘암, 수막종 및 다발성 골수종

체중이 정상 범위인지 알아보는 방법

   체질량 지수(BMI, Body Mass Index) 계산법, 즉 자신의 키와 체중으로 알 수 있습니다. 계산 방법은 쉽습니다. 체중(kg) / 키(m) × 키(m)로 계산하면 됩니다.

   예를 들어 볼까요? 키가 160cm이고 체중은 60kg인 여성의 체질량 지수(BMI)는 60 / (1.6 × 1.6) = 23.4입니다. 이 수치가 어떤 상태인지 판단해야 합니다. 아래 표를 보면 알 수 있습니다. 이 여성의 경우 '과체중'입니다.

내 체중 상태	계산한 체질량 지수(BMI)
	BMI = 체중(kg) / 키(m) × 키(m)
저체중	18.5 미만
정상 체중	18.5 이상 23 미만
과체중	23 이상 25 미만
비만	**경도** 25 이상 30 미만 **중경도** 30 이상 35 미만 **고도** 35 이상

정상 체중 범위 밖에 있는 경우, 체중 관리에 '주의'를 기울여야 합니다. 저체중이면 영양 불량일 수 있으므로 체중을 늘려야 하고, 과체중 이상이면 체중을 정상 범위 내로 줄여야 합니다. 특히 암 치료 종료 후 체중이 야금야금 늘어나는 것을 경계해야 합니다.

매일 일정한 시간에 체중 확인하기

체중계를 준비해 일정한 시간에 체중을 재도록 합니다. 아침에 일어나 소변을 본 뒤에 바로 재는 것이 좋습니다. 이때 재는 체중이 음식물이나 소변 등에 영향을 받지 않아서 비교적 정확하기 때문입니다. 최근에는 체중계가 스마트하게 진화되어 측정한 체중을 앱으로 연결해 지속적으로 추이를 관리할 수 있습니다. 이런 체중계를 이용하면 자신의 체중 변화를 관찰하고 관리하기가 편합니다. 체중이 1주일 정도 증가하는 추세라면, 식사량과 운동량의 변화를 살펴보고 조절해야 합니다. 또한 체중이 급격히 증가하거나 빠지는 것도 건강에 좋지 않은 신호이니 원인을 파악하여 관리하도록 합니다.

한편 체중뿐 아니라 한 달 간격으로 인바디로 체성분 변화를 확인하는 것도 권장합니다. 체중과 체성분 변화를 함께 살펴보면 많은 도움이 되는데, 이때 근육량과 지방량의 분포와 비율과 변화를 관찰합니다. 인바디 측정은 각 지역 보건소에서도 할 수 있습니다.

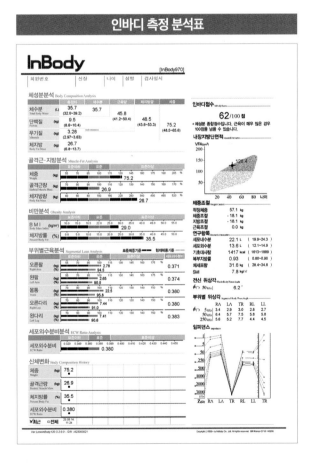

허리둘레 관리

나이가 들수록 우리 몸에 지방이 증가하는데, 주로 신체의 중심부, 즉 복부에 집중적으로 쌓이게 됩니다. 복부 지방은 피부밑 지방(피하 지방)과 복부 내 지방으로 나눌 수 있으며, 이 중 최근 건강과 연관성이 있는 것으로 연구 보고되고 있는 부위가 바로 내장 지방입니다.

내장 지방은 중성 지방, 저밀도 지방 단백질, 공복 혈당, 인슐린 감수성 등에 부정적 영향을 주어 대사 증후군, 심혈관 질환, 당뇨병과 같은 질병의 위험을 높이는 것으로 알려져 있습니다. 특히 암과 관련해서는 유방암, 대장암, 전립샘암 등의 발생과 관계가 있다는 연구가 많이 보고되고 있습니다.

내장 지방의 양을 가장 손쉽게 알아보는 방법 중 하나가 허리둘레 측정입니다. 세계보건기구(WHO)에서 제시한 허리둘레 측정 방법은 양발 간격을 25~30cm 정도 벌리고 서서 체중을 균등히 분배한 다음, 숨을 편안히 내쉰 상태에서 줄자를 이용해 측정하는 것입니다. 측정 위치는 갈비뼈 가장 아래 위치와 골반의 가장 높은 위치(장골 능선)의 중간 부위를 줄자로 측정합니다. 측정 시에는 줄자가 연부 조직에 압력을 주지 않을 정도로 느슨하게 하여 0.1cm까지 측정합니다. 심한 비만인 경우나 출산 후, 폐경 후 여성에서는 피부밑 지방이 과도해져 허리와 겹쳐 실제보다 길게 측정되기도 합니다. 이런 경우에는 직립 자세에서 피부밑 지방을 들어 올려 측정합니다.

성인 남자는 90cm 이상, 성인 여자는 85cm 이상일 때 복부 비만으로 진단합니다.

복부 비만 기준

성인 남자: 허리둘레 ≥ 90cm

성인 여자: 허리둘레 ≥ 85cm

표준 체중 유지를 위한
하루 필요 에너지

자신의 표준 체중과 활동량으로 아래 단계에 따라 계산하면 하루 필요 에너지의 양을 알 수 있습니다.

1단계 자신의 표준 체중을 다음과 같이 계산합니다.

여성	남성
키(m) × 키(m) × 21	키(m) × 키(m) × 22

2단계 하루 필요 에너지는 활동량에 따라 다를 수 있습니다. 활동은 가벼운 활동, 중등도 활동, 강한 활동, 아주 강한 활동으로 분류됩니다. 평소 일상에서 자신의 활동 정도를 판단해 보세요.

활동량에 따른 에너지 요구량

가벼운 활동	중등도 활동	강한 활동	아주 강한 활동
앉아서 하는 일(일반 사무, 관리), 자녀가 없는 주부	서서 하는 일(서비스업, 판매, 제조 및 가공), 어린 자녀가 있는 주부	활동량이 많은 일(농업, 어업, 건설, 축산업)	농번기의 농사, 임업, 운동선수
25~30	30~35	35~40	40~

*체중당 필요한 에너지량(kcal/kg)

3단계 하루 필요 에너지를 산출합니다. 자신의 표준 체중(kg)에 활동량에 따른 에너지량을 곱하면 됩니다. 예를 들어 가벼운 활동을 하는 사람은 표준 체중(kg)에 체격이 작은 여성의 경우 25kcal, 체격이 큰 남성의 경우 30kcal를 곱합니다.

> 예: 키 160cm, 체중 60kg, 여성
>
> 1단계: 표준 체중 1.6(m) × 1.6(m) × 21 = 53.7kg
>
> 2단계: 사무직 여성으로 가벼운 활동 지수(25)
>
> 3단계: 53.7kg × 25kcal / kg = 약 1,400kcal

체중 감량이 필요한 경우, 하루 섭취 열량 산정 방법

엄밀히 말하면 체중 감량이란 몸에 축적되어 있는 불필요한 지방량을 줄이는 것입니다. 이론적으로 지방 1kg을 감량하기 위해서는 약 7,000kcal를 줄여야 합니다. 급격한 체중 감량은 몸에 무리를 줄 수 있기 때문에 1주일에 0.5kg 정도 감량하는 것을 권장합니다.

지방을 0.5kg 감량하려면 1주일에 약 3,500kcal를 줄여야 합니다. 이를 1일로 다시 계산하면 하루에 약 500kcal를 줄이면 됩니다. 즉, 평소 먹는 양에서 500kcal를 줄여

운동 칼로리표

*30분 기준 / 단위: kcal

운동	소모 칼로리	운동	소모칼로리	운동	소모 칼로리
가볍게 걷기	90	승마	173	에어로빅	177
빠르게 걷기	150	탁구	180	팔 굽혀 펴기	126
요가	75	테니스	216	계단 오르내리기	174
볼링	99	배드민턴	173	윗몸 일으키기	303
스트레칭 체조	87	배구	210	핸드볼	300
자전거 타기	132	축구	270	줄넘기	312
등산	150	농구	279	격렬한 달리기	315
춤추기	144	스키	246	수영	360

야 하는데, 실제로 음식 섭취만으로 날마다 500kcal씩 줄이기는 어렵습니다. 따라서 체중 감량 시 운동으로 소모하는 열량을 늘리고 섭취량을 줄이는 것을 병행하는 것을 권장합니다.

쉬운 방법으로 밥을 매끼 70g(3분의 1공기) 줄이면 하루에 300kcal를 줄일 수 있고, 여기에 한 시간 정도 산책(가볍게 걷기)을 하면 200kcal가 소모되므로, 500kcal를 줄이는 효과를 볼 수 있습니다.

하루 필요 에너지 범위 내
탄수화물, 단백질, 지방의 황금 비율

자신의 건강 체중을 비롯해 건강 체중을 유지하기 위한 하루 섭취 에너지를 알았다면 다음 단계로 넘어갑니다. 에너지는 먹는 음식에 함유된 탄수화물, 단백질, 지질이라는 영양소에서 나옵니다. 탄수화물과 단백질은 1g당 4kcal, 지질은 1g당 9kcal의 에너지를 냅니다. 이 영양소를 '3대 영양소'라고 합니다. 동일 에너지라도 세 영양소 비율에 따라 건강이 달라질 수 있습니다.

최근 신촌 세브란스병원 가정의학과 이지원 교수 연구 팀은 2007~2015년까지의 국민건강영양조사 자료를 분석해 이와 같은 사실을 밝혔습니다. 연구 팀은 국민건강영양조사에 참여한 성인 7만 3,353명 중 조사 당시 암과 심혈관 질환이 없고 영양 자료가 있는 4만 2,192명을 추적 조사해 사망률이 가장 낮은 영양소 섭취 비율을 분석했습니다. 분석 결과는 놀라웠습니다. 우리나라 성인의 평균 영양소 섭취 비율은 탄수화물 약 67%, 지방 약 17%, 단백질 약 14%로 나타났는데, 반면 사망률이 가장 낮은 비율은 탄수화물 50~60%, 지방 30~40%, 단백질 20~30%로 분석되었습니다. 결론적으로 사망률을 낮추는 건강한 식단은 평소 식습관보다 탄수화물은 더 적게, 지방과 단백질은 더 많이 섭취해야 합니다.

특히 40대 이후부터는 기초 대사량이 감소하고, 근육량도 줄어들면서 몸에 필요한 열량이 적어지게 되므로, 젊었을 적보다는 섭취 열량을 줄여야 합니다. 나이가 들면서 기초 대사량이 감소하고 활동량도 적어지면 소모되는 에너지도 줄어드는데 먹는 습관은 그대로 유지되거나, 오히려 섭취량이 증가하면 어떻게 될까요?

네, 점점 살이 찔 것입니다. 흔히 그것을 나잇살이라고 합니다. 이 나잇살을 방지해야 합니다. 따라서 40대 이후에는 정상 체중이더라도 섭취 에너지를 하루 300kcal 줄이거나, 운동 및 활동으로 300kcal를 더 소모해야 합니다.

특히 탄수화물의 섭취량을 줄여야 합니다. 탄수화물 식품을 먹으면 위와 소장을 거쳐 소화되어 우리 몸에 '포도당'으로 흡수됩니다. 포도당은 우리 몸에 기본 에너지원으로 사용됩니다. 에너지원으로 사용되고 남은 포도당은 지방으로 전환되어 우리 몸속 여기저기에 저장되는데, 특히 복부에 쌓이는 지방을 내장 지방이라고 합니다. 내장 지방은 당뇨, 이상 지질 혈증과 같은 대사 증후군은 물론 협심증, 뇌졸중과 같은 심혈관 질환 발병 확률을 높입니다. 더 큰 문제는 지방 세포 자체로도 체내 염증 작용을 촉진해 각종 만성 질환과 암을 유발하고, 심지어 암의 성장 속도를 가속화하는 원인이 되기도 합니다. 놀랍게도 탄수화물을 많이 먹어도 우리 몸에 지방이 쌓입니다. 따라서 나이 먹을수록 우선순위로 줄여야 하는 영양소가 바로 탄수화물입니다. 특히 우리나라 사람들은 그동안 "밥심으로 산다."라고 말할 정도로 탄수화물 섭취량이 높았던 것이 사실입니다. 그만큼 더 주의가 필요한 영양소가 탄수화물이라고 할 수 있습니다.

한식의 주식인 밥은 먹을거리가 부족했던 시절에 한국인에게 중요한 탄수화물 식품이었습니다. 문제는 현대에 와서 먹을거리가 풍부해지면서 밥 말고도 이것저것 더 많이 먹게 되었다는 사실입니다. 특히 정제된 당류(설탕, 과당)와 이것으로 만든 음식의 섭취량이 크게 늘었습니다. 달게 먹다 보면 나도 모르게 탄수화물 중독으로 이어지게 됩니다. 탄수화물 중독이란 탄수화물 하루 권장량보다 탄수화물을 더 많이 섭취하며, 점점 탄수화물 식품, 특히 단맛을 찾게 되는 증상입니다.

결론적으로 탄수화물 중독의 주범은 빵, 떡, 과자, 면과 같은 정제된 당류입니다. 정제된 당류는 소화되어 소장에서 빠르게 흡수되면서 혈액의 포도당 농도를 빠르게 높입니다. 혈액으로 포도당이 들어오면 췌장에서 인슐린 호르몬을 분비해 혈액에 녹아 있는 포도당인 혈당을 몸의 각 세포로 보내 줍니다. 혈당이 과도하게 높아지는 상황이 반복되면 인슐린 분비가 고갈되면서 혈당의 이동이 느려지게 되고 혈액은 고혈당 상태가 되는 반면, 포도당을 받아서 에너지를 만들어 내야 하는 세포는 포도당 부족 현상이 일어납니다. 뿐만 아니라 탄수화물을 먹으면 도파민이 분비되는데, 이러한 자극으로 더 많은 탄수화물을 원하게 됩니다. 결국 단 음식에 중독되는 현상이 발생합니다. 탄수화물 중독을 의심할 수 있는 증상은 다음과 같습니다.

- 식사 후 얼마 되지 않아 금방 허기가 진다.
- 식사 후 단맛이 나는 후식을 즐긴다.
- 오후 3~4시쯤이면 집중력이 떨어지고, 배고픔을 느낀다.
- 습관적으로 빵이나 과자를 찾는다.
- 무언가를 먹지 않으면 불안하거나 짜증이 난다.

탄수화물 중독이 의심된다면, 반드시 단당류의 섭취량을 줄여야 합니다. 이를 개선하지 않고 방치하면 체중 증가가 가속화됩니다.

탄수화물 중독, 어떻게 벗어날까?

탄수화물 중독에서 벗어나기 위해서는 무분별하게 먹던 탄수화물의 양을 줄여야 합니다. 무조건 안 먹으면 케톤증, 집중력 저하 등의 부작용이 나타날 수 있으므로 하루 100g 정도는 섭취해야 합니다. 만약 탄수화물을 줄였을 때 두통, 피로 등의 증상이 나타난다면 수분을 충분히 섭취하거나 단백질, 식이 섬유를 섭취하는 것이 도움이 될 수 있습니다.

탄수화물 식품의 올바른 섭취 요령에 대해서는 다음 장에서 자세하게 살펴보겠습니다.

몸의 구성 영양소이자
생명 활동의 재료인 단백질 섭취법

우리 몸에서 단백질은 수분 다음으로 많이 존재하는 영양소로, 무려 10만 종이 넘습니다. 단백질은 신체 내 모든 세포막에 존재하며, 신체 조직(효소, 호르몬, 항체, 근육)을 이루고 있습니다. 신체 조직은 매 순간 교체되거나 성장합니다. 우리 몸의 단백질은 20여 종의 아미노산이 다양한 형태로 조합되어 만들어집니다. 아미노산은 체내에서 합성되는 11종의 비필수 아미노산과 체내에서 합성되지 못해 반드시 식품으로 공급받아야 하는 9종의 아미노산, 필수 아미노산으로 분류됩니다.

건강한 세포막 형성 유지 및 신체 조직의 원활한 교체를 위해서는 지속적으로 단백질이 공급되어야 합니다. 특히 필수 아미노산은 종류별로 양질의 단백질 식품을 적정량만큼 꾸준히 섭취하는 것이 중요합니다.

- **하루에 적정한 단백질 섭취량은 표준 체중을 근거로 계산할 수 있습니다.**
  성인의 경우 표준 체중 1kg당 0.8~1g으로 계산하면 됩니다. 즉, 표준 체중이 60kg인 사람의 하루 단백질 적정 섭취량은 48~60g입니다.
- **끼니마다 적정량을 부족하지 않게 먹어야 합니다.**

근육량과 일상생활에서의 기능을 유지하려면 단백질 섭취법을 최적화하는 것이 하루 총 단백질 섭취량 이상으로 중요합니다. 한 끼에 많은 양의 단백질을 한꺼번에 섭취하는 것보다 끼니마다 골고루 분산해 섭취하는 것이 훨씬 더 바람직한 단백질 섭취법입니다.

더글러스 패든존스 박사는 "바람직한 단백질 섭취를 위한 첫 단계는 24시간 동안 섭취 가능한 단백질의 양을 재배치하는 것"이며 "하루 총 단백질 섭취량을 아침·점심·저녁 등 매끼 균등하게 분배하면, 근육의 성장과 재생 잠재력을 극대화할 수 있다."라고 말했습니다.

단백질에 관한 최근 연구에서도 인체가 근육 성장을 위해 한 번에 사용할 수 있는 단백질량에는 한계가 있는 것으로 밝혀졌습니다. 따라서 한 끼당 필요한 단백질의 양을 계산해 꾸준히 섭취함으로써 우리 몸의 근육 성장과 생성에 단백질을 가장 효율적으로 사용하는 것이 중요합니다.

패든존스 박사는 "성인의 평균적인 신체 크기와 신체 활동 강도 등을 고려할 때, 단백질을 매끼 20~30g씩 골고루 분산해 섭취하는 것이 최상의 단백질 섭취법"이며, "특히 일반적으로 탄수화물 섭취 비중이 높은 아침 식사 때 단백질의 섭취량을 늘릴 필요가 있다."라고 제안했습니다.

현대인에게 부족한
필수 지방산 균형 맞추기

지방은 건강을 해치는 공공의 적으로 알려져 있습니다만 꼭 그렇지는 않습니다. 우리 몸에서 지방은 세포막의 주요 성분이고, 에너지 원이자, 에너지 창고이지요. 어디 그뿐인가요? 우리 몸의 체온을 유지시켜 주는 역할도 합니다. 문제는 지방 중 일부인 포화지방산, 트랜스지방산, 콜레스테롤을 과도하게 먹어 혈관 여기저기 축적되어 혈액을 원활하게 흐르지 못하게 하거나, 심해지면 심장, 뇌혈관 질환의 위험도를 증가시킵니다. 그러나 지방을 지나치게 적게 먹거나 필수 지방산의 섭취량과 비율이 깨져도 체력 저하 및 건강에 적신호가 켜집니다.

지방의 섭취량도 중요하지만 우리 몸에서 합성되지 않아 반드시 음식으로 먹어야 하는 필수 지방산, 오메가3 지방산과 오메가6 지방산의 섭취 및 건강 비율로 섭취하는 것이 절대적으로 중요합니다.

불포화 지방산, 음식을 통해 섭취해야 하는 필수 지방산

불포화 지방산은 탄소 원자 사이에 이중 결합을 형성하는 지방산을 말합니다. 인체 내에서 합성이 되지 않거나 합성되는 양이 부족해 반드시 음식의 형태로 섭취해야 하는 지방산이기도 해서 필수 지방산이라고도 부릅니다. 필수 지방산의 주된 기능은 세포막의 구조적 안전성 유지, 에이코사노이드(Eicosanoid)의 전구체 및 두뇌 발달과 시각 기능 유지, 피부막 형성 등입니다. 따라서 필수 지방산이 결핍되면 피부가 거칠어지고, 면역계와 신경계에 이상을 초래하며, 학습 능력이 떨어지는 등 각종 질환을 일으키기 때문에 반드시 충분한 양을 섭취해야 합니다.

지방산에 존재하는 이중 결합의 위치에 따라 크게 두 가지 계열, 즉 '오메가6 지방산'과 '오메가3 지방산'으로 분류합니다. 오메가6 지방산의 종류로는 리놀렌산, 아라키돈산 등이 있으며, 흔히 식물성 기름, 예를 들어 옥수수·콩, 목화씨·해바라기씨 기름 등에 가장 많이 들어 있습니다. 오메가3 지방산의 종류로는 리놀렌산, EPA, DHA 등이 있으며, 주로 해산물, 등 푸른 생선류, 호두, 들깨, 들기름에 함유되어 있습니다.

오메가3 지방산과 암

오메가3 지방산이 풍부한 생선류를 많이 먹는 사람은 비정상 세포의 성장이 억제되어 직장암, 유방암 등의 발생률이 낮아진다는 연구 결과가 있습니다. 미국인보다 생선류 섭취량이 3배 많은 일본인의 유방암 발생률은 미국인의 5분의 1에 불과하며, 평균 수명에 있어서도 미국인보다 4년 더 긴 것으로 나타났습니다. 이 밖에도 미국심장협

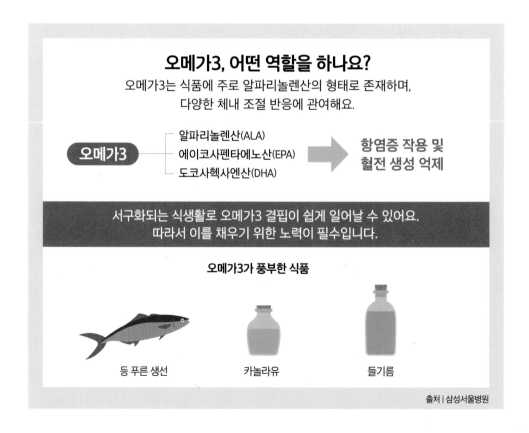

오메가3, 어떤 역할을 하나요?
오메가3는 식품에 주로 알파리놀렌산의 형태로 존재하며, 다양한 체내 조절 반응에 관여해요.

오메가3 ── 알파리놀렌산(ALA) / 에이코사펜타에노산(EPA) / 도코사헥사엔산(DHA) → 항염증 작용 및 혈전 생성 억제

서구화되는 식생활로 오메가3 결핍이 쉽게 일어날 수 있어요. 따라서 이를 채우기 위한 노력이 필수입니다.

오메가3가 풍부한 식품

등 푸른 생선   카놀라유   들기름

출처 | 삼성서울병원

회는 1997년에 오메가3 지방산이 심장 질환 감소에 결정적으로 기여한다고 발표하기도 했습니다.

오메가6 지방산

오메가6 지방산은 혈액 콜레스테롤의 양을 떨어뜨리는 데 효과가 있는 것으로 밝혀졌습니다. 오메가6 지방산의 섭취는 오메가3 지방산의 섭취와 균형을 이룰 때 그 효능이 극대화됩니다. 반대로 오메가6 지방산이 오메가3 지방산보다 많아지면 오히려 몸에 염증 반응을 초래합니다.

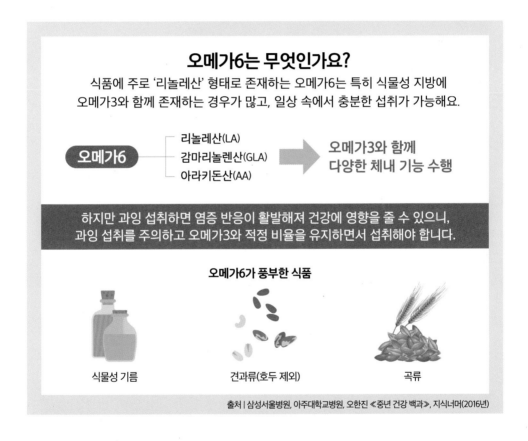

오메가6는 무엇인가요?
식품에 주로 '리놀레산' 형태로 존재하는 오메가6는 특히 식물성 지방에 오메가3와 함께 존재하는 경우가 많고, 일상 속에서 충분한 섭취가 가능해요.

오메가6 ─── 리놀레산(LA)
감마리놀렌산(GLA)
아라키돈산(AA)
→ 오메가3와 함께 다양한 체내 기능 수행

하지만 과잉 섭취하면 염증 반응이 활발해져 건강에 영향을 줄 수 있으니, 과잉 섭취를 주의하고 오메가3와 적정 비율을 유지하면서 섭취해야 합니다.

오메가6가 풍부한 식품

식물성 기름 | 견과류(호두 제외) | 곡류

출처 | 삼성서울병원, 아주대학교병원, 오한진 《중년 건강 백과》, 지식너머(2016년)

오메가3 지방산과 오메가6 지방산의 균형이 중요합니다. 오메가3 지방산과 오메가6 지방산의 비율은 약 1 : 4가 황금 비율이라고 합니다. 우리나라의 경우, 최근 오메가3 지방산보다 오메가6 지방산의 섭취가 14~20배 높게 나타나고 있습니다. 이 같은 필수 지방산의 불균형이 많은 건강 이상이나 질병의 원인이 됩니다.

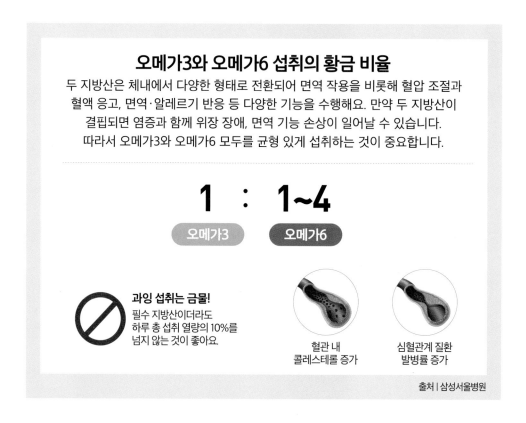

포화 지방산, 상온에서 고체인 동물성 지방은 적게 섭취

포화 지방과 불포화 지방은 형태도 다릅니다. 포화 지방산은 상온에서 고체 형태입니다. 포화 지방산은 인체 피부밑 지방층의 일부를 이루며, 적당량의 피부밑 지방은 체온 관리, 몸의 체형 유지 등에 필요합니다. 그러나 포화 지방은 콜레스테롤과 합성하는 성질이 있어서 과다 섭취할 경우 몸에 나쁜 저밀도 콜레스테롤 수치를 높이고 심혈관 질환이나 뇌졸중 발병 위험을 높입니다.

트랜스 지방, 암의 복병

트랜스 지방은 인체에는 포화 지방보다 더욱 해롭습니다. 그 이유는 우리 몸속으로 들어오면 불포화 지방을 밀어 내고 그 자리를 차지하기 때문입니다. 과잉 섭취 시 복부 질환을 초래하며, 고밀도 콜레스테롤(HDL: 고밀도 리포 단백질) 수치를 낮추고 저밀도 콜레스테롤(LDL: 저밀도 지방 단백질) 수치를 높여 동맥 경화, 이상 지질 혈증 같은 각종 혈관 질환을 일으키게 됩니다. 특히 전립샘암, 위암, 대장암 같은 암도 유발하는 것으로 보고되고 있습니다.

트랜스 지방은 체내에 한번 들어오면 쉽게 배출되지 않으므로 섭취를 최대한 제한하는 것이 최선입니다. 트랜스 지방이 함유된 대표적인 음식으로는 마가린, 쇼트닝, 케이크, 도넛, 감자튀김, 팝콘, 비스킷 등을 꼽을 수 있습니다. 또한 튀김에 사용하는 식용유는 사용 횟수가 늘어날수록 트랜스 지방이 증가한다는 점에 유의해야 합니다. 따라서 5회 이상 재사용하지 않도록 권고합니다.

항산화 성분은 되도록
자연식품에서 얻자

항산화제는 세포에 손상을 주는 '자유 라디칼'이라는 활성 산소 분자들의 작용을 막는 화합물입니다. 비타민 C, 비타민 E, 베타카로틴(비타민 A의 전구물질), 셀레늄, 구리, 아연과 같은 미네랄이 우리 몸에서 항산화제 역할을 합니다. 그러나 이러한 비타민이나 미네랄 보충제만으로 어떤 암이든 치료할 수 있다는 것이 증명되지는 않았습니다. 현재까지는 특정 영양소나 영양소 조합이 암 발생에 어떤 영향을 주는지에 대해 과학적으로 완전하게 증명되었다고 말하기 어렵습니다. 다만, 대규모 연구를 통해 채소를 많이 섭취하고 동물성 지방(포화 지방산)과 육류가 적고 칼로리가 낮은 식사가 대부분의 암 발생을 낮추는 것으로 보고되고 있습니다. 따라서 이러한 내용에 대해 좀 더 많은 연구 결과가 나올 때까지 항산화제, 또는 비타민, 미네랄 보충제보다는 다양한 종류의 자연식품, 특히 식물성 식품을 많이 먹기를 미국암협회는 권장하고 있습니다.

2022년 국내에서도 항산화제인 비타민 C와 비타민 E의 고용량 알약을 실험용 쥐에게 투여한 결과, 암 유발 유전자가 2.8배나 증가했다는 언론 보도가 있었습니다. 암이 발생한 상태에서 항산화제를 쓰면 항산화제의 보호 효과가 암세포를 보호하는 쪽으로 작용할 가능성이 있다는 해석입니다. 또 암을 예방하려고 항산화 물질인 베타카로틴 보충제를 규칙적으로 먹은 사람들의 폐암 발병률이 일반인들보다 높다는 외국의 연구 결과도 있습니다.

항산화제 보충이 암 치료로 생기는 부작용을 줄일 수 있는가를 알아본 연구로 '자연'에서 얻어 낸 비타민 E와 베타카로틴을 두경부암으로 방사선 치료를 받고 있는 환자에게 투여한 결과, 항산화제를 투여한 사람에게서 부작용이 더 적게 나타났지만 이후 재발률이 더 높게 나왔습니다. 대규모 관찰 연구들에서는 베타카로틴이 낮은 음식을 섭취하는 것과 암 발생률이 높은 것 사이에 강한 관련성을 보였습니다. 하지만 임상 시험에서는 예상한 것과 정반대로 베타카로틴 보충제가 암 위험을 높이는 것으로 나타났습니다.

항산화제라고 무조건 좋은 것은 아니며, 적정량을 섭취하는 것이 더 중요합니다. 산화와 여러 질병을 일으키는 활성 산소를 없애는 항산화제가 암 환자에게는 오히려 독이 된다는 연구 결과도 많이 발표되고 있습니다. 활성 산소는 호흡한 산소가 물로 환원되는 과정에서 생기는 산화력이 매우 높은 변형된 산소 종류입니다. 숨 쉴 때 산소가 몸 안에 들어와 그 대사 과정에서 만들어지거나, 환경 오염과 화학 물질, 자외선, 스트레스 등에 의해서도 생기는 것으로 알려져 있습니다.

우리 몸에 활성 산소가 적당량 있으면 세균이나 이물질을 산화해 몸을 보호하지만 너무 많으면 정상 세포까지 마구 공격해 노화와 치매, 각종 질병을 일으키는 원인이 된다고 합니다. 현대인이 앓고 있는 질병 중 90%가 활성 산소와 관계가 있다고 해서 항산화제 섭취가 꾸준히 인기를 모으고 있고, 최근에는 이러한 항산화제가 암 예방에도 도움이 된다는 말이 있습니다. 그러나 일단 암이 발생한 후에 섭취하는 항산화제는 암세포를 이롭게 한다는 쪽으로 기울고 있습니다.

결론적으로 암과 항산화제의 관계는 아직 규명해야 할 점이 많아 암 환자가 고용량 비타민 C나 E 등 항산화제를 지속적으로 장기간 복용하는 것은 주의가 필요합니다. 오히려 채소나 과일 등에는 항산화 물질과 함께 다른 항암 성분도 있으므로 일상에서 형형색색의 채소나 과일을 꾸준히 섭취하는 것이 바람직합니다.

Part 3

건강한 세포를
만드는 가장 강력한
암 극복 식사법

파트 2에서는 암의 재발을 막기 위한 영양 관리에 대해 알아보았습니다. 지금부터 어떻게 먹어야 하는지 본격적으로 살펴보겠습니다. 암 재발 방지를 위한 '기적의 식품'은 없습니다. 그러나 실망하지 마세요. '기적의 식단'이 있으니까요. 건강한 식재료로 내 몸에 알맞은 열량에 맞추어 적절한 양으로 먹는 식단을 계획하고 유지하는 습관을 지키면 암은 저절로 예방이 됩니다. 파트 1에서 살펴본 '한국형 지중해 식단'의 영양 원리에 근거해 식재료 선택부터 식단 설계, 그리고 요리법까지 체계적으로 설명하겠습니다.

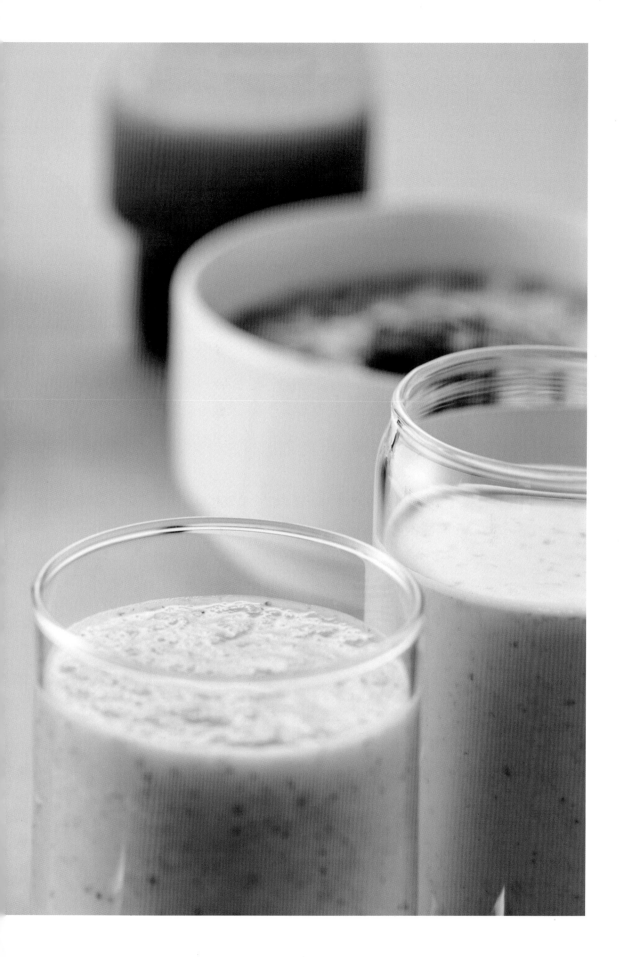

건강한 식재료
선택하기

좋은 탄수화물 식품과 나쁜 탄수화물 식품을 구분하는 기준은 섭취 후 체내 혈당을 높이는 속도입니다. 단순당 식품은 섭취 후 혈당을 빠르게 증가하게 함으로써 췌장에서 인슐린 분비를 자극합니다. 인슐린은 탄수화물이 지방으로 전환되는 기회를 늘려 특히 복부 지방이 쌓이도록 합니다. 또한 단순당 식품은 장에서 소화 흡수 속도가 빨라서 배고픔을 더 빨리 느끼게 하므로 수시로 먹고, 단맛을 머릿속에 각인해 계속 찾게 만드는 '탄수화물 중독'도 유발하기에 이릅니다.

결국 탄수화물 섭취량이 필요 이상 많아지면 열량으로 사용되고 남은 포도당은 지방으로 전환되어 비만을 초래합니다. 이 현상이 지속되면 당뇨병과 고혈압 같은 만성 질환을 비롯해 뇌혈관 질환, 대사 증후군 등의 위험을 높일 뿐 아니라, 이는 암 재발의 주요 원인이 됩니다.

탄수화물 종류에 따른 식품

탄수화물 종류	주요 식품
다당류(전분)	밥, 국수, 식빵류, 옥수수, 감자, 고구마, 밤, 당면, 밀가루, 달지 않은 비스킷류, 보리, 팥, 현미, 도토리묵
다당류(섬유소)	채소류, 해조류
단당류/이당류	과일, 꿀, 유당(우유)
첨가당	설탕, 고과당 옥수수 시럽(HFCS: 액상 과당, 물엿, 콘시럽)

정제되지 않은 자연 그대로의 '복합당' 식품 섭취하기

곡류는 정제할수록 식감은 부드러워지지만, 껍질에 있는 비타민과 미네랄 등 영양소와 식이 섬유소가 손실되고, 위와 장에서 소화, 흡수가 빠르게 되므로 섭취량이 늘어나게 됩니다. 특히 곡류를 주식으로 먹는 우리나라의 경우, 백미가 아닌 현미나 잡곡류를, 흰 밀가루가 아닌 통밀을 먹는 것이 바람직합니다. '도정'을 거치지 않은 귀리, 보리, 메밀, 호밀, 수수, 기장 등의 통곡물도 추천합니다. 통곡물은 정제된 곡물과 비교해 단백질, 식이 섬유소, 비타민 B, 항산화 영양소를 비롯한 각종 영양소와 철, 아연, 구리, 마그네슘 등 미네랄도 더 함유되어 있어 영양적으로도 좋습니다.

통곡류	현미, 통밀, 귀리(오트밀), 호밀
잡곡류	보리, 수수, 퀴노아, 메밀, 기장

인슐린 저항성 및 복부 비만을 초래하는
단당류, 이당류, 첨가당 식품 줄이기

건강에 좋지 않은 탄수화물은 '당류'라고 하는 단당류와 이당류 탄수화물입니다. 당류는 천연당과 첨가당으로 분류되는데, 천연당은 우유에 함유된 유당, 과일이나 꿀에 함유된 과당입니다. 첨가당은 요리나 식품 가공 시 첨가되는 설탕, 고과당 옥수수 시럽(HFCS: 액상 과당, 물엿, 콘시럽), 조청 등입니다.

이러한 당류는 가공식품에 포함되어 있으며, 단맛 중독을 일으킴으로써 섭취량을 증가시키게 됩니다. 뿐만 아니라 먹고 나서 소화 속도도 빨라서 혈관으로 빠르게 흡수되어 혈당(혈중 포도당) 농도를 급격히 올려 비만의 주요 원인이 됩니다. 그뿐 아닙니다. 지속적으로 혈당이 높아지면, 포도당을 각 세포로 이동해 주는 인슐린의 저항성을 초래해 당뇨의 원인이 되는 등 우리 몸을 건강하지 못하게 만드는 악순환의 고리가 됩니다. 식품의약품안전처에서는 당류를 '건강 위해 영양 성분'으로 규정하고 다음과 같이 당류의 섭취 기준을 정하고 있습니다.

당류란?

식품 내에 존재하는 모든 단당류와 이당류의 합(총당류)

탄수화물의 한 종류인 당류는 혈관에 빠르게 흡수되어 에너지원으로 사용되며,
에너지원으로 사용되고 난 나머지는 지방으로 축적됩니다.

- **탄수화물 종류** 단당류, 이당류(단당이 2개 결합), 올리고당(단당이 3~10개 결합) 및 다당류(단당이 11개 이상 결합), 식이 섬유(난소화성 탄수화물)
- **단당류** 과당, 포도당, 갈락토스
- **이당류** 맥아당, 자당, 유당(맥아당: 포도당-포도당 결합, 자당: 포도당-과당 결합, 유당: 포도당-갈락토스 결합)

당과 관련된 용어들

구분	내용	비고
총당류 (Total Sugars)	식품에 내재하거나 식품을 가공·조리하면서 첨가하는 단당류와 이당류의 총량	FAO/WHO
첨가당 (Added Sugars)	가공·조리 시 첨가하는 당과 시럽 등 *우유, 과일 등에 함유된 당 제외	USDA
유리당 (Free Sugars)	가공·조리 시 첨가하는 단당류·이당류와 꿀·시럽·과일주스에 존재하는 당	WHO

출처 | 식품의약품안전처

단순당 식품은 우리 몸에서 빠르게 소화되어 포도당으로 흡수됩니다. 포도당은 몸에서 열량으로 사용됩니다. 사용되고 남은 포도당은 지방으로 변해 몸에 축적됩니다. 국민건강영양조사에 따르면, 2007년에는 국민 일인당 당류 하루 평균 섭취량이 59.6g이었는데, 2013년에는 72.1g으로 20% 증가했습니다. 세계보건기구(WHO)에서는 가공식품을 통한 당 섭취를 하루 섭취 열량의 10% 이내로 권고하다가 2015년에는 5% 이하로 줄일 것을 제안하고 있습니다. 가공식품을 통한 당 섭취가 10% 이상이면 비만 위험률이 39% 높아진다는 통계가 있습니다. 특히 당에 의한 비만은 복부 비만으로, 이는 암의 재발과도 밀접한 관계가 있습니다. 따라서 단당류 식품 섭취는 가급적 줄여야 합니다.

단백질 식품 선택, 질과 양을 고려해야

단백질 식품은 동물성 단백질 식품과 식물성 단백질 식품으로 구분하며, 필수 아미

2020년 한국인 영양소 섭취 기준

당류

총 당류 섭취량을 1일 총 에너지 섭취량의 10~20%로 제한하고
특히 식품의 조리 및 가공 시 첨가되는 **첨가당**은
1일 총 에너지 섭취량의 10% 이내로 섭취하도록 합니다.

첨가당의 주요 급원

첨가당의 주요 급원으로는 설탕, 액상 과당, 물엿, 당밀, 꿀, 시럽, 농축 과일주스 등이 있습니다.

출처 | 2020 한국인 영양소 섭취 기준(보건복지부, 2020년)

노산 구성에 따라 완전 단백질 식품이냐, 불완전 단백질 식품이냐로 나뉩니다. 또한 단백질 식품은 함께 함유된 지질의 성분에 따라서도 건강한 단백질 식품이냐, 건강에 위해한 단백질 식품이냐로 구분됩니다.

1. 동물성 단백질 식품 vs 식물성 단백질 식품

동물성 단백질 식품에는 소고기, 돼지고기, 닭고기, 달걀, 생선류, 해물류, 치즈, 햄 등이 있습니다. 식물성 단백질 식품에는 콩류, 두부, 순두부 등이 있습니다. 동물성 단백질 식품에는 우리 몸에서 합성되지 않아서 반드시 식품으로 섭취해야 하는 필수 아미노산 9종이 모두 들어 있으며, 단백질 함량도 많아서 완전 단백질 식품이라고도 부릅니다. 반면 식물성 단백질 식품은 식품 종류에 따라 필수 아미노산이 1~2종 부족할 수 있습니다. 단백질 함량도 콩을 제외하고는 적기 때문에 불완전 단백질 식품이라고도 합니다.

암 환자의 경우, 동물성 단백질 식품보다는 식물성 단백질 식품을 먹어야 한다고들 말합니다. 그러나 이는 하나만 알고 둘은 모르는 얼치기 지식입니다. 건강을 위해서는 동물성 단백질 식품과 식물성 단백질 식품을 1 : 1 정도로 섭취하면 좋습니다.

2. 지질의 질을 고려해 동물성 단백질 식품 선택하기

동물성 단백질 식품을 주의하라는 의미는 동물성 식품에 함유된 지질의 종류에 따라 건강 문제를 일으킬 수 있기 때문입니다. 포화 지방산이나 콜레스테롤이 많이 함유된 동물성 단백질 식품인 소고기나 돼지고기의 등심, 안심, 갈비살, 삼겹살 부위를 지나치게 많이 섭취하면 고지질 혈증(고지혈증)이나 동맥 경화증 등의 건강 문제를 일으킬 수 있습니다. 특히 암 환자의 경우 붉은 고기를 1주일에 300g 이내로 섭취하도록 권장하고 있습니다.

그러나 생선류나 해물, 조개류 등은 포화 지방산이 적고 건강에 이로운 불포화 지방산(오메가3, 오메가6 지방산)이 많이 함유되어 있어서 자주 섭취하는 것을 권장합니다. 특히 오메가3 지방산 중 DHA를 많이 함유하고 있는 고등어, 임연수어, 삼치, 방어, 연어, 참치 등 등 푸른 생선류는 1주일에 2~3회 섭취하면 심혈관 질환 예방과 더불어 건강에 이롭습니다.

3. 건강에 이로운 단백질 식품 섭취 방법

지중해 식단에서는 다음과 같이 단백질 식품을 섭취하도록 안내하고 있습니다.

종류	식품	섭취 빈도
다당류(전분)	대두, 검정콩, 서리태, 강낭콩, 병아리콩, 두부, 연두부, 낫토, 순두부	매일
흰 살 생선 및 해산물	갈치, 굴비, 오징어, 문어, 낙지, 새우, 조개, 전복, 달걀	3~4회/주
등 푸른 생선	고등어, 방어, 임연수어, 삼치, 연어, 장어, 꽁치, 참치	2~3회/주
육류	닭고기, 오리고기, 돼지고기, 소고기	1~2회/주

오메가3 지방산과 오메가6 지방산의 균형 잡힌 섭취

건강한 세포막 형성은 기름 선택을 얼마나 현명하게 하는지에 달려 있습니다. 우리 몸에 중요한 구성 성분이지만, 몸에서 자연 합성되지 않아 반드시 식품으로 얻어야 하는 지방산을 필수 지방산이라고 하며, 구조에 따라 오메가3 지방산과 오메가6 지방산으로 나눌 수 있다는 것은 앞에서도 언급했습니다. 최적의 건강 유지를 위한 오메가3 지방산과 오메가6 지방산의 이상적인 섭취 비율은 1 : 1입니다.

그러나 식품 가공 산업이 발달하고, 소나 돼지의 사육 방법 등이 달라지면서 오메가3 지방산이 함유된 식품은 구하기가 어려워지는 반면, 오메가6 지방산이 풍부한 식물성 기름을 많이 섭취하게 되었습니다. 오메가3 지방산보다 오메가6 지방산의 섭취량이 늘어나면서, 세포 산화 및 만성 염증 유발 등 건강에 좋지 않은 영향을 주게 됩니다. 특히 암 치료가 종료된 이후에는 두 지방산을 적절한 양으로 섭취해 균형을 맞추는 것이 중요합니다. 그러나 현실적으로 1 : 1 섭취는 어렵습니다. 우리나라는 오메가3 지방산과 오메가6 지방산의 적정 섭취 비율로 1 : 4~10을 권장하고 있으나, 일본은 1 : 4 비율을 유지할 것을 권고하고 있습니다.

지방의 형태	주요 급원 식품
오메가3 지방산	들기름, 들깨, 호두, 등 푸른 생선 기름
오메가6 지방산	옥수수기름, 콩기름, 참기름, 목화씨 기름, 해바라기씨 기름 등

일상에서 오메가3 지방산과 오메가6 지방산 균형 맞추는 방법

우리나라의 경우, 강력한 오메가3 지방산이 많이 함유된 기름이 있습니다. 바로 들기름입니다. 따라서 나물 무칠 때 참기름 대신 들기름을 넣으면 쉽게 오메가3 지방산의 섭취량을 늘릴 수 있습니다. 또한 1주일에 2~3번 등 푸른 생선을 1~2토막 정도 섭취해 오메가3 지방산을 보충하면 오메가3 지방산과 오메가6 지방산의 비율을 적절하게 맞출 수 있습니다.

오메가9 지방산, 엑스트라 버진 올리브오일로 만드는 샐러드드레싱 오메가9인 단가 불포화 지방산(올레산)의 경우에는 염증 유발 분자의 생성을 줄임으로써 세포 산화를 줄이는 역할과 불포화 지방산의 과량 섭취를 제어하는 기능을 할 수 있습니다. 올레산이 가장 많이 함유된 기름이 올리브오일입니다. 이 중 과육을 그대로 압착해 추출한 엑스트라 버진 올리브오일은 항산화 성분으로 알려진 폴리페놀까지 함유하고 있어서 건강에 일석이조의 효과를 볼 수 있습니다. 지중해식 하면 떠올리게 되는 '올리브오일', 그중에서도 엑스트라 버진 올리브오일은 지중해식 식단의 핵심 재료로서 건강에 중요한 역할을 합니다. 특히 오메가6 기름을 사용한 튀김 요리 대신 올리브오일을 드레싱으로 하는 다양한 채소 샐러드 요리를 하루에 한 번 섭취하면 채소류에 함유된 다양한 미네랄, 지용성 비타민의 체내 흡수율을 높여서 건강에 좋은 효과를 볼 수 있습니다.

포화 지방산 식품, 트랜스 지방산 식품 섭취 줄이기

파트 2에서 포화 지방산이 우리 몸에 많아지게 되면 건강에 좋지 않은 점을 살펴보았습니다. 따라서 포화 지방산 식품의 섭취를 줄여야 합니다. 우선 포화 지방산이 많은 식품을 알아볼까요? 붉은 고기 근육 사이사이에 있는 하얀 기름(소고기의 마블링)과 닭고기 껍질에 포화 지방산이 많이 들어 있습니다. 버터, 라드, 코코넛오일처럼 상온에서 고체 상태로 존재하는 식품도 포화 지방산 식품입니다. 이러한 포화 지방산 식품들은 1주일에 1~2회 정도로 섭취를 제한해야 합니다.

트랜스 지방산은 권고량 미만으로 극소량 섭취하면 몸에 해롭지 않습니다. 세계보건기구(WHO)는 트랜스 지방산의 1일 섭취량을 총 열량의 1% 이내로 제한하고 있습니다. 트랜스 지방산 1일 섭취량이 0.5g 이하라면 몸에 치명적이지 않다고 발표된 바 있습니다. 그래도 방심은 금물입니다. 트랜스 지방산이 건강에 위해하다는 사실이 인식되면서 식품 가공을 할 때 이를 많이 제한하고 있습니다.

그러나 일상에서는 식물성 기름이라고 방심하고 요리하는 동안 트랜스 지방산의 함량이 높아질 수 있으니 주의가 필요합니다. 식물성 기름에도 트랜스 지방산이 생성될 수 있습니다. 식물성 기름을 높은 온도에서 사용하면 트랜스 지방산의 발생률이 점점 높아지며, 튀긴 후 시간이 지날수록 트랜스 지방산의 생성 비율이 점점 증가합니다. 뿐만 아니라 트랜스 지방산은 튀김 요리가 오래되면 더 많이 발생하므로, 튀긴 음식은 바로 먹고 장기간 보관하지 않아야 합니다. 또한 같은 기름을 오래 가열하거나 여러 번 가열하면 트랜스 지방산이 많아지므로 여러 번 기름을 가열하는 것도 자제해야 합니다.

그래도 하루 섭취량을 지켜야 합니다. 불포화 지방산이 많이 함유된 식물성 기름은 포화 지방산이나 트랜스 지방산과 비교해 건강에 도움이 된다는 생각에 적정 섭취량을 초과하면, 이 또한 열량을 과다하게 섭취한 결과로 비만을 초래할 수 있습니다.

일상에서 한 끼에 사용하는 기름은 1~2숟가락 정도(5~10ml)가 적절합니다. 하루 기준으로 보면 4~5숟가락(약 20~25ml)을 넘지 않는 것이 좋습니다.

채소의 색은 다양할수록 좋아

"채소를 많이 섭취하는 사람은 그렇지 않은 사람보다 대장암 발병률이 40%나 낮고, 여성의 유방암 발생률은 25% 낮다."라는 연구가 속속 보고되고 있습니다. 자, 이 말을 들으니 채소를 당장 많이 먹어야겠다는 생각이 간절해집니다.

채소에는 비타민, 미네랄도 함유되어 있지만, 그보다 더 중요한 성분이 있습니다. 채소 고유의 색깔에 함유되어 있는 피토케미컬입니다. 이러한 피토케미컬 성분과 건강과의 관계성은 아직까지 과학적으로 명확하게 규명된 것은 없습니다. 따라서 까다롭게 따지기보다는 날마다 최소 세 가지 이상의 색으로 구성된 채소를 먹으면 폐, 구강, 식도 및 대장암 예방 효과를 얻을 수 있다고, 전문가들은 조언하고 있습니다.

채소에서 또 하나 중요한 영양소는 섬유소입니다. 식이 섬유소(dietary fiber)는 소장에서 소화 흡수되지 않고 대장에서 부분적으로 또는 완전히 발효되는 탄수화물의 복합물입니다. 섬유소 중에 수용성 섬유소는 물에 녹으며 대사를 원활하게 하고, 불용성 섬유소는 물에 녹지 않으며 대변의 용적을 늘리는 효과와 흡수되지 않은 음식 찌꺼기를 밖으로 빠르게 배출시키는 효과가 있습니다.

식이 섬유는 곡류나 채소류에 함유되어 있어, 곡류나 채소류 섭취량과 관계가 큽니다. 가공식품의 발달로 섬유소 섭취가 감소하는 것이 현대인의 질병과 무관하지 않다는 연구가 많이 있습니다. 이제까지 많은 연구에서 보았듯이 식이 섬유소를 많이 먹으면 대장암 등의 암을 줄이는 효과가 있었습니다. 식이 섬유 섭취의 건강상 이점을 고려해 2020년 한국인 영양소 섭취 기준에서는 성인의 충분 섭취량을 성인 남자는 1일 25g 이상, 성인 여자는 20g 이상으로 설정했습니다. 섬유소의 충분 섭취량을 감안할 때, 성인의 하루 채소 섭취 권장량은 350g입니다.

식이 섬유소가 풍부한 식품

수용성 섬유질이 풍부한 식품	조, 기장, 수수, 콩, 보리, 완두, 귀리, 가지, 매실, 바나나, 사과, 브로콜리, 고구마, 당근, 아몬드
불용성 섬유질이 풍부한 식품	현미, 보리, 밀기울, 사과·배의 껍질, 콜리플라워, 아보카도, 매실, 포도, 키위, 토마토, 감자류

채소를 건강하게 먹는 요령

바쁜 현대인의 생활에서 매일 채소 섭취 권장량을 맞추기가 만만치 않습니다. 따라서 매끼 채소를 섭취하는 요령이 필요합니다.

1. 수프나 주스, 즙으로 섭취하는 방법

채소를 익혀 먹으면 부피가 줄어 섭취량을 높일 수 있고, 일부 영양소의 흡수율도 높아집니다. 5종류 이상의 채소를 먹기 좋은 크기로 썰어서 푹 익힌 수프를 만들어 먹습니다. 주스나 녹즙도 권장되는 섭취 방법입니다. 녹즙 한 잔을 만드는 데 들어가는 채소의 양은 200g 이상 됩니다. 따라서 녹즙 한 잔으로도 하루 채소 섭취 권장량인 350g 중 2분의 1 정도를 한 번에 섭취할 수 있습니다. 주스는 불편하지만 집에서 과일과 채소를 직접 갈아 먹는 것을 추천합니다. 칼날이 있는 믹서보다는 즙을 짜는 원액기가 더 좋습니다.

2. 냉동 채소, 동결 건조 채소를 이용하는 방법

최근 식품 저장 방법의 혁신으로 냉동 및 동결 건조 채소들이 많이 나오고 있습니다. 영국 셰필드할람대학교 식품혁신센터의 샬롯 하든 박사는 "과일이나 채소를 수확

직후에 냉동 보관하면 비타민과 미네랄이 거의 그대로 보존되지만 수확 후 상온 보관을 하면 오히려 영양 성분의 손실이 더 크다."라고 밝혔습니다. 따라서 바쁜 현대인들도 냉동 채소나 동결 건조 채소를 이용해 간단한 요리를 해 먹는 것이 먹지 않는 것보다는 더 이점이 많습니다.

3. 제철 채소로 신선하게 먹기

채소는 수확하는 즉시 화학 성분이 바뀌면서 영양 성분이 빠져나갑니다. 더욱이 시장이나 마트까지 운반되는 과정에서 비타민 C, 비타민 B, 티아민 등이 파괴될 우려가 높으므로 지역 농산물을 구입하는 것이 더 좋습니다. 또한 제철 채소는 신선하고 영양이 풍부할 뿐만 아니라 맛과 색감도 뛰어납니다. 가격도 비교적 싸고, 쉽게 구입할 수 있다는 것도 장점입니다.

하우스에서 재배한 채소는 제철 채소보다 비쌀뿐더러 농약과 비료를 더 많이 사용해 상대적으로 안전하지 않습니다. 햇볕 대신 인위적으로 온도와 일조량을 맞춰야 하는 하우스 재배는 비용과 관련이 있기 때문에 성장 속도를 높이기 위해 농약과 화학 비료를 더 자주 살포하는 경향이 있습니다. 하우스 재배 채소는 제철 채소보다 비쌀 뿐 아니라 영양소는 떨어지고 농약에 대한 주의가 필요합니다.

4. 유기농을 따지기보다 다양한 채소를 섭취하기

흔히 유기농 채소가 건강에 이롭다고 합니다. 하지만 실제 과학적 근거는 그런 믿음을 뒷받침하지 못합니다. 최근 한 보고서에서는 240건의 연구 결과를 체계적으로 검토한 결과, 유기농 식품이 일반 식품보다 영양가가 현격히 높다는 주장을 뒷받침할 만한 강력한 증거가 충분치 않다고 결론지었습니다.

유기농 식품을 먹으면 잔류 농약이나 항생제 내성균에 덜 노출될 수 있다고 하지만, 이것이 인간의 건강에 어떤 중요한 영향을 끼치는지는 아직 근거가 미약합니다. 화학 비료에 노출된다고 해도 그 양은 매우 적으며, 채소를 잘 씻기만 해도 잔류물은 대부분 제거할 수 있으니까요. 유기농 식품은 실질적 증거에 근거하지 않고 '자연적인 것이 더 좋을 것'이라는 설득 논리로써, 가격 면에서 훨씬 더 비싸게 판매되고 있습니다. 반면 유기농에 사용되는 비료 또한 많은 건강상의 문제가 있을 수 있습니다. 유기농을 따지기 전에 다양한 종류의 채소를 깨끗하게 세척해서 먹는 것을 더 먼저 실천하기를 권합니다.

영양적으로 완벽한 끼니,
현실 식단으로 설계하기

앞에서 설명한 영양 관리 원리와 식품 선택에 대한 내용은 어디까지나 지식입니다. 여러분은 일상에서 이 원리를 꾸준히 실천해야 합니다. 그러나 건강식의 중요성은 알지만 바쁜 일상에서 제대로 꾸준히 먹는 일은 좀처럼 쉽지 않습니다. 뿐만 아니라 작심삼일이 되기 쉽습니다. 자, 이제부터 건강한 식재료를 선택해 필자의 연구 팀에서 개발한 '한국형 지중해 식단'의 설계 가이드에 따라 현실적으로 쉽게 실천할 수 있는 식단을 구성하는 방법을 살펴보겠습니다.

식사는 끼니와 간식으로 구분

통곡류의 탄수화물 식품, 그리고 육류, 어류, 두부, 달걀, 콩, 해산물류로 매끼 다르게 구성된 단백질 식품, 그리고 3색 이상의 채소 식품, 들기름, 엑스트라 버진 올리브 오일, 참기름 등 식물성 기름을 포함하는 메뉴를 구성하고, 간식은 우유, 과일, 호두 등 견과류로 1~2회 정도 섭취하도록 설계합니다.

매끼에 꼭 포함해야 할 음식

- 곡류군 식품으로 매끼 잡곡밥, 통곡류, 통밀국수, 통곡류 빵으로 선택합니다. 칼로리에 따라 밥으로 계산하면 여성은 100~140g(150~200kcal), 남성은 140~210g(200~300kcal) 정도가 적당합니다.
- 단백질 식품은 필수 아미노산의 종류가 충족된 동물성 단백질 식품군 중에 오메

가3 지방산이 풍부한 생선 및 해물류와 지방이 적은 닭가슴살로 매끼 1~2종류를 구성합니다. 식물성 단백질 식품인 콩, 두부류 또한 날마다 먹는 것이 좋습니다. 단, 포화 지방산이 많이 포함된 소고기, 돼지고기는 1주일에 300g 이내로 섭취하는 것이 암 학회에서 권고하는 사항입니다.

◯ 채소 식품은 끼니마다 2~3가지를 섭취하며, 녹황색 채소류, 연근, 우엉, 도라지 등 뿌리채소, 미역, 다시마 등 해조류와 같이 다양한 종류를 섭취합니다. 요리법으로는 엑스트라 버진 올리브오일 드레싱과 함께 먹는 샐러드, 들기름으로 무친 나물, 채소 수프나 녹즙 등이 좋습니다.

◯ 기름은 매끼 1~2숟가락 정도 섭취하는 것이 좋으며, 엑스트라 버진 올리브오일 및 오메가3 지방산 함유량이 높은 들기름, 호두 등 견과류와 콩기름, 참기름 등 오메가6 지방산이 많이 함유된 식물성 기름의 섭취량을 균형 있게 맞추도록 합니다.

건강한 식단 섭취 포인트

구분	섭취 포인트
식사 시간	하루 세 끼 식사를 규칙적으로 먹습니다.
매끼 먹는 음식	• 주식: 잡곡밥, 통밀빵, 통곡류로 열량에 따라 양 조절 • 단백질 음식: 생선, 두부, 달걀, 해물류, 콩 등 1~2종류 　주 3회 섭취 - 고등어, 임연수어, 삼치, 연어, 방어, 꽁치 　주 300g 이하 섭취 - 붉은 고기(소고기, 돼지고기) • 제철 채소로 3종류 이상, 미역이나 다시마 같은 해조류 • 들기름, 참기름, 엑스트라 버진 올리브오일, 식물성 기름
매일 먹는 간식	• 우유나 두유, 또는 플레인 요구르트 1잔 • 호두 8g → 잣, 아몬드, 땅콩
피해야 할 음식	• 흰 빵, 설탕, 설탕이 든 빵이나 케이크, 음료수 • 단 음료수 • 트랜스 지방산이 포함된 과자류, 도넛, 튀김류 • 포화 지방산이 포함된 갈비, 안심, 등심, 닭 껍질 부위 • 짠 염장 식품이나 젓갈류
음료수	생수, 보리차 1.5~1.8L

간식으로 먹을 수 있는 음식

간식으로는 우유나 과일의 섭취가 권장되며, 빵이나 떡, 케이크, 음료수의 섭취는 제한합니다. 우유는 하루 1회 1잔 정도가 좋으며, 저지방 우유, 두유나 플레인 요구르트 등 상황이나 취향에 따라 다양하게 마시면 됩니다. 과일 섭취는 하루 1회, 되도록 신선한 과일로 1회 분량을 섭취하는데, 과일에는 단당류 성분이 많이 함유되어 있으므로 칼로리 섭취를 제한하는 경우에는 과잉 섭취에 주의해야 합니다. 호두를 포함한 견과류의 경우 1회 약 5~8g이 적당합니다.

영양과 맛을 살리는 건강 조리법

자연식품을 그대로 먹기보다는 조리를 하면 소화와 흡수가 잘되고 영양 효율이 높아지며 맛도 좋아집니다. 하지만 조리 과정에서 과하게 양념을 한다거나, 불필요한 열량을 높일 수 있고, 또는 짜게 만들어서 건강에 좋지 않은 영향을 줄 수 있습니다.

우선 식재료가 신선해야 하며, 원재료의 맛을 살려 양념을 과하게 하지 않는 것이 좋습니다. 건강한 요리법으로는 찌거나 굽거나 데치거나, 샐러드 형태의 요리를 권장합니다. 특히 발연점이 높은 기름을 사용하는 튀김이나 전 요리법은 주 2회로 제한하는 것이 좋습니다.

끓이기

식품에 불을 가하여 100℃의 온도에서 끓이는 조리 방법입니다. 끓는 물 속에서 단시간 끓이는 것으로, 식품 조직을 부드럽게 하고, 좋지 않은 맛을 없애 주며, 식품의 색깔을 한층 선명하게 해 줍니다. 우리나라 요리 중 끓이기의 주요 요리로는 국, 찌개가 있습니다. 곡류는 물과 함께 가열하면 녹말이 팽창하고 끈기 있는 호화(糊化) 상태가 되어 맛이 좋고 소화 흡수가 잘됩니다. 반면 채소류는 끓이면 비타민 C의 손실이 크고 녹색 색소에 변화가 크게 나타납니다. 따라서 시금치, 미나리, 쑥갓 등의 녹색 채소를 데칠 때에는 충분한 양의 물에 소금을 조금 넣고 뚜껑을 덮지 않은 채 살짝 데친 다음, 찬물에 헹구어 내면 색깔이 선명해지고 영양소의 파괴도 줄일 수 있습니다. 우엉이나 연근을 데칠 때에는 식초를 몇 방울 떨어뜨리면 떫은맛을 없앨 수 있습니다. 고기는 기름이 적은 부위는(소고기 양지나 사태 부위, 돼지고기 목심 부위, 오리고기나 닭고기의 껍질을 제외한 순살) 약한 불에서 천천히 오래 삶아야 연해집니다.

찜

찜은 재료를 물속에 담그지 않고 가열된 수증기가 식품 재료의 사이사이로 전해져서 식품을 간접적으로 가열하는 조리법입니다. 영양 손실이 적고 온도가 고르게 분포되어 식품의 모양이 흐트러지지 않고, 식품 자체가 가지고 있는 맛이 보존된다는 이점이 있습니다. 반면, 가열 도중에는 조미하기가 어렵다는 단점도 있습니다. 감자, 당근, 호박 같은 단단한 채소 조리에는 적당하나, 녹색 채소나 양배추는 색과 향이 변하기 쉽습니다. 물에 허브와 같은 조미료를 첨가하면 찐 음식에 이색적인 향을 입힐 수도 있습니다. 배추는 저온에서 쪄야 각종 영양 성분을 효과적으로 섭취할 수 있습니다.

조림

식품에 양념과 간이 진한 국물을 붓고 가열해 조리하는 방법으로, 닭조림, 생선조림, 감자조림, 콩자반 등을 만들 때 이용됩니다. 불 조절은 끓기 시작할 때까지는 세게 하고, 그 후부터는 약한 불로 줄입니다. 여러 가지 재료를 같이 조리할 때에는 감자, 당근 등 단단해서 익는 데 시간이 오래 걸리는 재료부터 넣고 조리하다가 다른 재료를 넣는 것이 좋습니다.

굽기

수분을 사용하지 않고 식품에 직접 열을 가해 식품 자체 내의 수분으로 익히는 방법으로, 직접 구이와 간접 구이가 있습니다. 생선을 비롯한 해산물, 닭고기와 같은 가금류, 육류, 채소, 과일까지도 굽는 방식으로 조리할 수 있습니다. 직접 구이는 식품을 직접 불에 얹어 놓고 복사열이나 전도열을 이용해 굽는 방법으로, 육류나 생선 등의 조리에 이용됩니다. 간접 구이는 철판이나 오븐을 일정한 온도로 달군 후 굽는 방법으로, 굽는 동안 표면의 단백질이 응고되어 영양소 손실이 적은 조리 방법입니다. 어패류 등의 단백질 식품은 표면의 단백질을 응고시켜 맛을 내기 위해 센 불에서 가열하는 것이 좋습니다. 한편, 오븐에 굽는 것을 '베이크(bake)'라고 한다면 석쇠, 그릴, 숯불 등에 굽는 방식은 '그릴(grill)'이라고 합니다. 그릴처럼 높은 온도의 열을 음식에 직접 쬐는 방식은 캠핑처럼 바깥에서 음식을 조리할 때 사용하기 좋습니다. 음식이 갈색으로 먹음직스럽게 익는 데다 바삭한 식감을 즐길 수 있다는 장점이 있으나, 음식을 그을리거나 태울 때 발생하는 성분은 몸에 좋지 않으므로 타지 않도록 주의해야 합니다.

볶기

불에 달군 프라이팬이나 냄비에 기름을 두르고 식품을 넣어서 가열하면 식품이 볶아지면서 익는 조리법으로, 굽기와 튀기기의 중간 방법입니다. 볶는 조리법을 이용하면 재료에 독특한 향기와 고소한 맛이 생기며, 지방과 지용성 비타민의 흡수가 좋아집니다. 또 200~220℃ 정도의 높은 온도에서 단시간 조리하므로 비타민 손실이 적습니다. 볶을 때 사용하는 기름의 양은 재료의 5~10%가 적당합니다. 기름이 적으면 재료가 타기 쉽고, 너무 많으면 음식이 깔끔하지 않은 데다 열량이 불필요하게 높아질 수 있으므로 주의해야 합니다. 볶아 낸 식품은 시간이 지날수록 수분이 생기므로 가능하면 먹기 직전에 볶습니다. 식품이 균일하게 가열될 수 있도록 모양과 크기를 맞추어서 썰고, 익기 어려운 재료를 같이 넣을 때는 미리 살짝 굽거나 찌거나 해서 부분적으로 익혀 넣는 것도 추천합니다.

샐러드

샐러드 요리는 지중해 식단에 가장 많이 등장하는 건강 요리법입니다. 매일 한 끼는 엑스트라 버진 올리브오일에 레몬 즙이나 발사믹식초를 가미한 드레싱을 뿌린 샐러드 요리를 포함하는 것을 추천합니다. 어떤 채소이든 상관없으며, 신선할수록 맛이 있습니다. 양상추, 다양한 색의 파프리카, 토마토, 버섯류, 오이, 당근, 브로콜리 등등 그 어떤 것도 좋습니다. 날마다 다양한 색의 채소를 이용해 샐러드를 만들어 보세요. 여기에 치즈나 삶은 달걀 등의 단백질 식품과 통곡류를 삶아 곁들이면 완벽한 한 끼 메뉴가 됩니다.

살짝 구운 뒤 삶기

집에서 요리할 때 가장 대표적인 건강 조리법이 바로 '삶기'입니다. 처음부터 바로 식재료를 삶으면 음식에 함유된 즙의 상당 부분이 빠져나가므로, 삶기 전에 팬에 짧은 시간 살짝 굽는 것도 좋은 방법입니다. 구운 뒤 삶으면 식품의 즙을 안에 가둘 수 있기 때문입니다. 식재료를 삶은 물에는 식재료의 영양 성분이 녹아 있으니, 다른 요리를 할 때 육수로 활용하는 것도 추천합니다.

끓는 물에 살짝 데치기

약한 불에서 오래 끓이는 방식과 정반대로, 데치기는 보글보글 방울이 올라오는 끓는 물에 식재료를 짧은 시간 넣었다가 꺼내는 방식으로 조리합니다. 나물로 무칠 채소를 이처럼 조리하면 영양소 파괴가 적다는 이점이 있습니다. 시금치나 브로콜리 같은 채소를 이런 방식으로 조리할 수 있습니다.

약한 불에서 오래 끓이기

세지 않은 불에서 오랫동안 끓이는 방식의 조리법입니다. 물이나 육수 등에 식재료를 넣고 뚜껑을 완전히 덮은 다음 약한 불에서 오랜 시간 익힙니다. 채소, 육류 등을 이런 방식으로 조리하면 음식의 풍미가 강해지면서도 부드러워서 먹기가 좋습니다. 스튜가 이런 방식으로 조리하는 대표적인 요리입니다. 고기와 감자, 파프리카, 양파 등을 넣어 만든 스튜는 그 자체로도 완벽한 한 끼가 됩니다.

건강한 외식을 선택하자:
밀키트, 외식도 건강하게!

현대인에게 외식은 일상적인 식사 형태입니다. 아무리 건강을 생각한다 해도 바쁜 일상과 사회생활의 일환으로 외식을 피할 수는 없습니다. 피할 수 없으면 즐겨야 합니다. 어떤 식사를 하든지 현명하게 건강한 요리법으로 만든 음식을 골라 양을 조절하면 얼마든지 즐길 수 있습니다. 우선 외식의 종류에 따라 선택 요령을 살펴보겠습니다.

한식

쌈밥, 비빔밥, 한정식, 밥과 국과 각종 반찬으로 구성된 백반 형태의 한식은 다양한 재료를 통해 균형 잡힌 영양소를 섭취할 수 있습니다. 다만, 국, 탕, 찌개, 조림이나, 김치류, 젓갈류, 장아찌류 등을 먹으면 소금 섭취가 많아지게 될 뿐만 아니라 짠 음식을 먹느라 밥을 많이 먹게 될 수 있으니 주의해야 합니다.

양식

양식은 조리 과정 중 버터, 기름 등을 많이 사용해 칼로리가 높은 편이므로 메뉴 선택과 섭취량 조절에 주의합니다. 볶음, 튀김류보다 그릴이나 오븐에 구워 기름기를 뺀 담백한 스테이크나 바비큐를 먹습니다. 또한 양파, 버섯 등 채소로 만든 수프를 선택하고, 면이나 볶은 음식은 섭취량을 줄입니다. 샐러드는 채소에 직접 드레싱을 뿌려 먹는 것보다 따로 찍어 먹도록 합니다. 높은 열량을 고려해 곁들이는 음료로는 탄산음료 대신 물, 녹차, 무가당 주스를 선택합니다.

일식

달콤하고 짭조름한 소스가 들어가 열량이 높은 덮밥보다는 신선한 회나 생선초밥을 섭취합니다. 고기와 채소를 함께 먹을 수 있는 샤브샤브 요리도 추천합니다.

중식

간편하고 쉽게 포만감을 느낄 수 있는 중식은 가장 많이 먹는 외식 중 하나입니다. 모든 재료를 기름에 볶는 짜장면은 분량을 조절해 섭취하고, 짬뽕은 채소 섭취 후 면을 먹고, 국물은 가능한 한 적게 먹습니다. 탕수육은 소스를 한꺼번에 버무리기보다 살짝 찍거나 그냥 먹는 것이 좋습니다. 탕수육, 군만두와 같은 튀김보다 해파리냉채처럼 열량, 지방, 나트륨 함량이 적은 음식을 선택하는 것이 바람직합니다.

뷔페

뷔페 음식은 식사 전에 미리 먹을 양을 계획해 놓고 식사를 할 때에도 천천히 먹으며 과식하지 않도록 신경 써야 합니다. 당분이 적은 음식부터 천천히 섭취하고, 소스는 최대한 적게 사용합니다. 육류 선택 시 튀김보다 구이, 찜류를 선택합니다. 식사 중간에 수분을 섭취해 과식을 예방합니다. 뷔페 식사의 디저트로는 당분과 열량이 높은 머핀, 케이크, 초콜릿, 떡보다는 과일 1~2조각 또는 차 종류를 선택해 식사를 마무리합니다.

패스트푸드

패스트푸드를 먹을 때는 메뉴 선택에 주의를 기울이면 좀 더 건강하게 먹을 수 있습니다. 피자는 토핑에 채소가 많고 치즈와 고기는 적은 것으로, 도우가 두꺼운 팬 피자보다는 얇은 씬 피자를 선택합니다. 햄버거는 작은 사이즈로, 세트 메뉴보다 단품으로, 빵은 두 겹보다 한 겹으로, 패티는 튀김류보다 구운 고기나 생선으로 만든 것에 다양한 채소가 포함된 햄버거를 선택하면 도움이 됩니다. 또한 고열량의 속재료나 토핑을 추가하지 않도록 합니다.

분식

분식은 떡볶이, 튀김, 김밥, 라면, 우동 등 대체적으로 지방과 단순 당질, 염분의 함량이 높고 탄수화물 위주로 구성된 불균형한 식사 구성을 가진 메뉴가 많으므로 섭취 시 과식하지 않도록 주의합니다. 곡류, 채소, 어류와 육류가 골고루 균형을 이룬 음식을 선택하고, 소스와 기름이 적게 들어간 것을 선택하며, 샐러드나 과일을 곁들입니다.

특수 의료용 식품(식단형 제품)

최근 식품의약품안전처에서는 암 환자의 치료·회복 과정 중 체력의 유지·보충, 신속한 회복에 도움을 줄 수 있도록 암 환자용 특수 의료용도 식품 식단형 제품에 대한 표준 제조 기준을 마련했습니다. 이에 따라 이 기준에 근거한 제품들이 나오고 있습니다. 암 환자용 특수 의료용도 식품은 고단백(총열량의 18% 이상), 지방 유래 열량(15~35%), 포화 지방 제한(총열량의 7% 이하), 나트륨(1,350mg 이하)이 포함되어 있어서 가정에서 복잡한 요리 과정을 거치지 않고 '특수 의료용도 식품' 마크를 확인한 제품으로 용이하게 영양 관리를 할 수 있습니다.

식사로 챙기지 못하는 영양소, 영양제로 섭취하기

암이 재발되지 않고 건강함을 유지하기 위한 올바른 영양 섭취 방법으로 가장 이상적인 것은 식사를 통해 건강한 식재료를 적절한 양만큼 섭취하는 것입니다. 따라서 올바른 식사를 지켜서 표준 체중을 유지하고 활력이 있다면 영양 문제를 염려하지 않아도 되며, 따로 영양제를 섭취할 필요도 없습니다. 그러나 현실적으로 많은 사람들이 영양제 또는 '건강 기능성 식품'에 많이 의존하고 있습니다.

영양제를 복용할 때는 한 가지 영양소만 보충할 것이 아니라 영양소의 균형에 맞추어 복용하는 것이 중요하며, 영양제에만 의존하며 제때 식사를 소홀히 하면 오히려 영양 불균형을 초래할 우려가 있으므로 주의해야 합니다. 반대로 과량 섭취 시에는 독성을 일으킬 수 있어 복용량에 대한 주의가 필요합니다. 특히 만성 질환으로 약물을 장기적으로 복용하는 경우 약물 상호 작용의 원인이 될 수 있으므로 주의해야 합니다.

효과적인 영양제 섭취 방법

- 비타민 등 영양제는 식사와 같이 복용하는 것이 좋으며, 아침에 섭취해 하루 활동에 활용하는 것이 바람직합니다. 칼슘은 밤에 뼈에서 혈중으로 재흡수되어 양이 많아지므로 저녁에 복용하는 것이 알맞습니다.
- 하루 1회 복용 영양제는 하루 중 언제라도 상관없으나 대개 식후 복용이 바람직하고, 특히 지용성인 비타민 A, D, E, K는 기름진 음식과 복용하면 흡수에 도움이 됩니다.

- 영양제마다 표시된 영양 정보가 있습니다. 영양소 흡수가 잘되는 조건으로 섭취를 권장하고 있으니 섭취 전에 꼭 읽어 보는 것이 좋습니다.
- 철분제는 공복에 흡수가 잘되며, 특히 이온 철의 경우 비타민 C와 함께 복용 시 흡수율이 높아집니다.
- 다량을 일시에 복용하는 것은 바람직하지 않습니다.
- 막연한 정보나 풍문이 아닌 정확한 정보를 바탕으로 전문가와 상담을 통해 섭취하기를 권합니다.
- 온도 25℃ 이하, 습도 70% 이하의 어두운 장소에서 보관하는 것이 좋고, 유통 기한 내에 복용하도록 합니다.

주의 사항

- 영양소별 영양 섭취 기준(권장 섭취량, 충분 섭취량 등)을 지켜서 복용합니다.
- 비타민과 미네랄 제품의 과장된 효과나 근거 없는 정보에 현혹되지 않아야 합니다. 개인적인 건강 상태와 약물 복용 여부 등에 따라, 전문가와 상담을 하거나 조언을 구하도록 합니다. 특히, 기존에 복용하던 약물과 새로 복용하려는 영양제가 일부 상호 작용을 일으킬 수 있으므로 의사나 약사에게 복용하는 모든 약에 대한 정보를 알려 주고 의논하는 것이 좋습니다. 특히 지용성 비타민 제제는 특정 질환 환자가 복용할 경우 반드시 의료진과 상담해야 합니다.
- 특정 약물이나 식품에 알레르기가 있다면 복용 전에 미리 의사나 약사에게 알리도록 합니다.
- 유아나 어린이의 손이 닿지 않는 곳에 보관해야 합니다.

종합 영양제 한 알에는 많은 성분이 들어 있기는 하지만 그렇다고 해서 반드시 좋은 것은 아닙니다. 일반적으로 한 알 안에 들어 있는 영양소의 가짓수가 많을수록 각각의 영양소의 양은 줄어들기 마련이니까요. 따라서 종합 영양제는 특정 영양소 결핍에 대한 보충 용도보다는 혹시 있을지도 모르는 영양소 결핍을 예방하는 용도로 사용하면 좋습니다. 반면에 특정 영양소의 결핍을 보충하기 위한 용도라면 특정 성분이 충분한 용량으로 들어 있는 단일 성분 영양제가 더 알맞습니다.

주요 미네랄의 효과와 과다 섭취 시 부작용

	효과	부작용(과다 섭취)
칼슘	• 뼈, 치아 생성에 필요 • 혈액 응고에 필요 • 근육 및 신경 기능 유지에 필요	• 신장 결석, 신장 기능 이상 • 철, 아연, 마그네슘의 흡수 장애
요오드	• 갑상샘 호르몬 합성에 필요 • 에너지 생성에 필요 • 신경 발달에 필요	• 갑상샘 기능 이상
철	• 체내 산소 운반과 혈액 생성에 필요 • 에너지 생성에 필요	• 위장관 불편감, 변비, 설사, 흑변 • 아연, 칼슘, 구리의 체내 흡수 장애
마그네슘	• 에너지 이용에 필요 • 신경과 근육 기능 유지에 필요	• 설사, 구역, 식욕 감퇴 • 맥박 수 감소, 혈압 감소, 부정맥 • 신장 기능 이상 • 혼수
아연	• 정상적인 면역 기능에 필요 • 정상적인 세포 분열에 필요 • 미각, 후각 기능 유지에 필요 • 체내 조직의 회복에 필요	• 철과 구리의 흡수 장애 • 면역 기능 저하 • 좋은 콜레스테롤 수치 감소

출처 | 보건복지부(2015년), 한국인 영양소 섭취 기준

주요 비타민의 효과와 과다 섭취 시 부작용

영양소	효과	부작용(과다 섭취)
비타민 A	• 어두운 곳에서 시각 적응을 위해 필요 • 피부와 점막을 형성하고 기능을 유지하는 데 필요 • 상피 세포의 성장과 발달에 필요 • 유해 산소로부터 세포를 보호하는 데 필요 • 면역력, 뼈의 성장 및 태아 발달에 필요	• 오심, 구토 • 두통, 어지러움 • 시력 이상 • 간 기능 이상
비타민 B_1	• 탄수화물과 에너지 대사에 필요 • 신경계에 필요	• 보고 자료 없음.
비타민 B_2	• 체내 에너지 생성에 필요 • 피부 기능 유지에 필요	• 보고 자료 없음.
비타민 B_3	• 체내 에너지 생성에 필요 • 피부, 신경계, 소화기계 기능 유지에 필요	• 피부 발적 • 위장관 불편감
비타민 B_5	• 지방, 탄수화물, 단백질 대사와 에너지 생성에 필요 • 적혈구 생성에 필요	• 보고 자료 없음.
비타민 B_6	• 단백질 및 아미노산 이용에 필요 • 혈액의 호모시스테인 수준을 정상으로 유지하는 데 필요 • 체내 혈당 유지에 필요 • 신경계 및 면역계 유지에 필요	• 상하지 신경 장애: 감각 둔화, 통증, 보행장애
비타민 B_{12}	• 정상적인 엽산 대사에 필요 • 세포 내 유전 인자 유지에 필요 • 신경 세포 및 적혈구 유지에 필요	• 보고 자료 없음.
비타민 C	• 결합 조직 형성과 기능 유지에 필요 • 철의 흡수에 필요 • 유해 산소로부터 세포를 보호하는 데 필요 • 면역계 유지에 필요 .	• 위장관 불편감 • 신장 결석 • 체내 철분 과잉 흡수
비타민 D	• 칼슘과 인의 흡수와 이용에 필요 • 뼈의 형성과 유지에 필요 • 면역계 기능 유지에 필요	• 오심, 구토, 식욕 감소, 변비 • 체중 감소, 쇠약감 • 부정맥 • 정신 혼미
비타민 E	• 유해 산소로부터 세포를 보호하는 데 필요 • 혈액 순환에 필요 • 손상된 체내 조직 회복에 필요	• 위험성 낮음.
비타민 K	• 정상적인 혈액 응고에 필요 • 뼈의 구성에 필요	• 보고 자료 없음.
엽산	• 세포와 혈액 생성에 필요 • 태아 신경관의 정상 발달에 필요 • 혈액의 호모시스테인 수준을 정상으로 유지하는 데 필요	• 위험성 낮음.

출처 | 보건복지부(2015년), 한국인 영양소 섭취 기준

Part 4

일상생활에서
실천하는
건강 레시피

암 치료 후 더 건강해지기 위한 영양 원리와 가이드를 이해하였으니, 본격적으로 일상에서 실천하기 위한 메뉴를 알아보도록 할까요? 이제부터 소개하는 메뉴는 암 환자들에게 최상의 식단으로 알려진 '지중해 식단'의 영양 원리를 근간으로 하여, 연구를 통해 한국인들에게 맞는 황금 비율인 탄수화물, 단백질, 지질의 비율(5:2:3)을 적용하여 만든 메뉴입니다. 늘 익숙하게 먹는 한식 스타일의 메뉴와 간단하지만 영양소를 필요한 양만큼 담은 일품요리, 그리고 죽, 수프, 영양 음료 형태로 구성한 메뉴로 구성하였습니다. 메뉴의 에너지와 탄수화물, 단백질, 지질의 양을 제시하였으니, 자신의 하루 열량에 맞추어(파트 2 참고) 스스로 식단으로 계획하여 드시길 제안합니다.

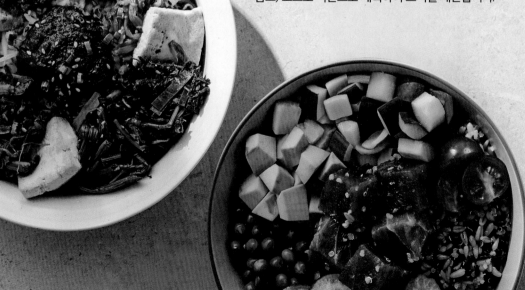

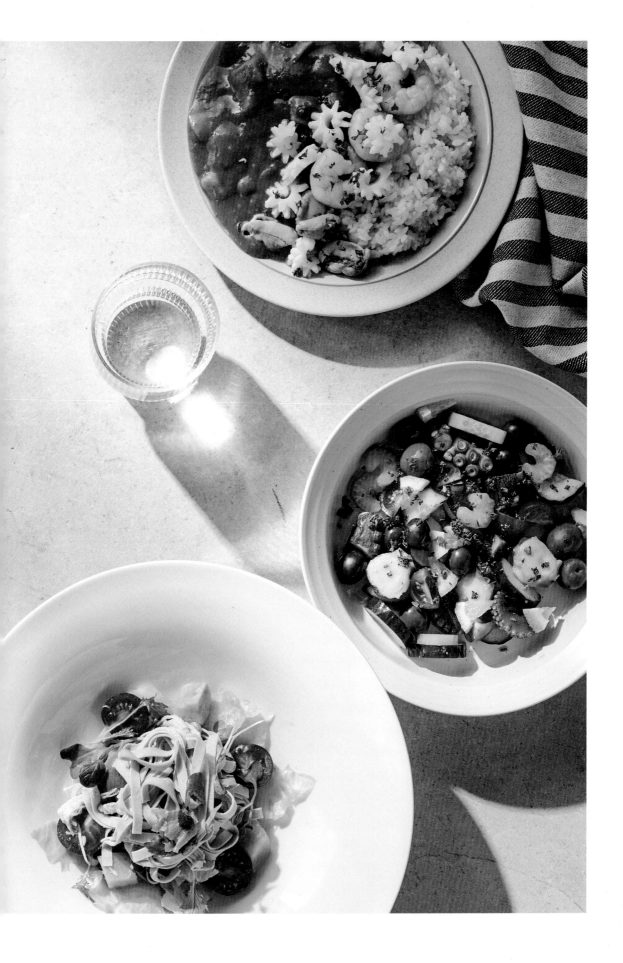

백반 1~15일 차(p. 76~105)		
1일 차	**2일 차**	**3일 차**
현미밥 코다리무조림 머위들깨무침 취나물무침 참나물겉절이	현미밥 삼치데리야키구이 파프리카버섯볶음 도라지생채	현미밥 훈제오리구이와 부추무침 게살겨자채 열무된장무침
4일 차	**5일 차**	**6일 차**
흰쌀밥 참치달걀말이 잡채 궁채나물 깍두기	흰쌀밥 두부두루치기 애호박전 양배추찜 무생채	보리밥 고등어김치찜 양송이버섯볶음 그릭시저샐러드 백김치
7일 차	**8일 차**	**9일 차**
보리밥 닭갈비 깻잎들깨볶음 방울양배추샐러드 참나물겉절이	보리밥 주꾸미마늘구이 단호박찜 배추겉절이	흰쌀밥 두부스테이크 청포묵무침 오이소박이
10일 차	**11일 차**	**12일 차**
흰쌀밥 너비아니구이 브로콜리마늘볶음 쪽파무침	서리태밥 간장찜닭 코울슬로샐러드 연근전 배추겉절이	서리태밥 언양식불고기 실곤약야채무침 백김치
13일 차	**14일 차**	**15일 차**
서리태밥 병어조림 배추전 참나물무침 깍두기	수수밥 임연수튀김 가지양념찜 무생채	수수밥 제육볶음 쑥갓두부무침 채소쌈

일품요리 15가지(p. 106~135)

한 그릇 밥				
산채비빔밥	현미밥과 대구조림	씨푸드카레	마파두부덮밥	크래미덮밥

한 그릇 면			
두부면콜드파스타	해물볶음우동	들기름메밀국수	치킨커틀렛스파게티

지중해식 샐러드		
콥치킨샐러드	한치엔다이브샐러드	하와이안포케

간단 식사		
그린살사고구마뇨끼	올리브살사나초	지중해식문어샐러드

죽, 수프, 영양 음료 12가지(p. 136~153)

죽		
참치달걀야채죽	닭죽	버섯소고기죽

수프		
마녀수프	단호박수프	브로콜리수프

영양 음료		
마라떼	서리태바나나주스	아보카도셰이크
두부바나나셰이크	케일주스	양배추주스

간식과 음료 10가지(p. 154~173)

메뉴	
무첨가두유와 호두	두부과자와 아몬드 음료
마녀수프와 빵	딸기우유
고구마라떼	바나나 담은 무가당요거트
키위바나나주스	무첨가검정콩두유와 현미스낵
담백질 듬뿍 무첨가두유	두부오트밀 음료

1일 차

현미밥 / 코다리무조림 / 머위들깨무침 / 취나물무침 / 참나물겉절이

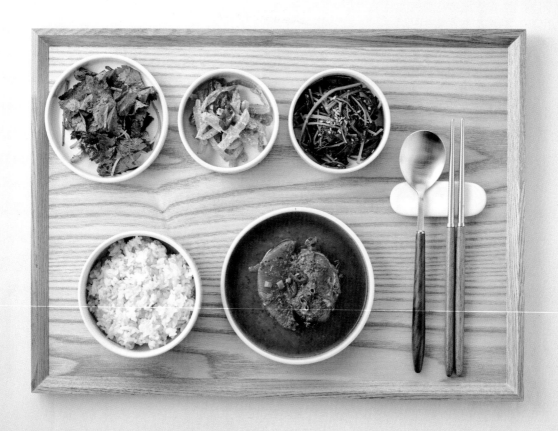

Day 1 중량(g) 비율(%)	탄수화물 58.0g 49.4%	단백질 28.0g 23.8%	지방 14.0g 26.8%	열량 463.0kcal

코다리무조림

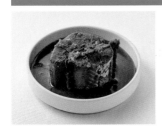

재료(1인분)

코다리	80g	멸치육수	50g	다진 마늘	5g
무	40g	맛술	3g	고춧가루	5g
양파	30g	후춧가루	약간	고추장	3g
대파	5g	소금	약간	올리고당	3g
청양고추	5g	**양념장**			
홍고추	5g	간장	10g		

만드는 법

1 코다리는 토막 내어 씻은 다음 물기를 제거하고 후춧가루, 소금, 맛술을 넣고 살짝 재워준다.

2 고추장, 고춧가루, 간장, 다진 마늘, 올리고당을 넣고 양념장을 만든다.

3 냄비에 무를 깔고 그 위에 재워 놓은 코다리와 양파를 올린 후 육수와 양념을 고루 붓고 끓인다.

4 코다리가 한 번 끓어오르면 중불로 줄여 천천히 졸이다가 어느 정도 졸여지면 고추와 파를 넣어 다시 한 번 졸인다.

5 무가 익을 때까지 가열한다.

머위들깨무침

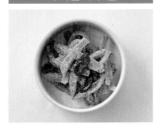

재료(1인분)

머위	30g	국간장	약간
홍고추	5g	참치액	약간
소금	약간	간 마늘	약간
양념장		들기름	3g
들깨가루	3g		

만드는 법

1 소금물에 머위를 넣어 삶는다. 반으로 꺾어 익힘 정도를 확인한 후 껍질을 벗겨 손질한다.

2 머위는 3~5cm 정도로 먹기 좋게 자르고, 홍고추는 어슷 썬다.

3 양념장을 섞고 머위와 함께 무친다.

취나물무침

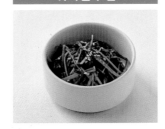

재료(1인분)

취나물	30g	소금	약간
참기름	2g		
깨소금	약간		

만드는 법

1 끓는 물에 취나물을 넣어 살짝 데친 후 찬물에 헹구고 물기를 제거한다.

2 취나물을 먹기 좋은 크기로 자른다.

3 볼에 취나물과 소금, 깨소금, 참기름을 넣고 무친다.

참나물겉절이

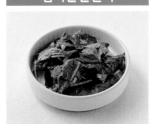

재료(1인분)

참나물	30g	액젓	약간
고춧가루	2g	깨소금	약간
참기름	2g		

만드는 법

1 참나물은 다듬어 씻고 물기를 털어 먹기 좋은 크기로 자른다.

2 참나물에 고춧가루, 액젓, 깨소금, 참기름을 넣어 가볍게 버무린다.

2일 차

현미밥 / 삼치데리야키구이 / 파프리카버섯볶음 / 도라지생채

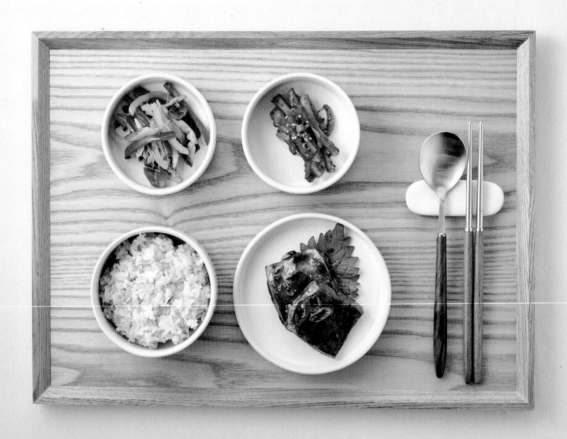

Day 2	탄수화물	단백질	지방	열량
중량(g)	69.0g	25.0g	16.0g	505.0kcal
비율(%)	53.1%	19.2%	27.7%	

삼치데리야키구이

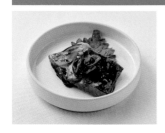

재료(1인분)

삼치	80g	소금	약간	**소스**	
양파	30g	대파	5g	간장, 맛술	10g씩
생강	5g	깻잎	5g	설탕	5g
마늘	5g	마늘	10g	후춧가루	약간
홍고추	5g	식용유	5g	물	25g

만드는 법

1 삼치는 토막 내어 등쪽에 X자로 칼집을 낸 후, 소금을 뿌려 재워둔다(약 15분).

2 파, 양파는 굵게 썰고, 마늘과 생강은 편으로 썰고, 고추는 어슷 썬다.

3 냄비에 손질한 재료와 소스를 끓여 살짝 조린다.

4 달궈진 팬에 식용유를 두르고 삼치를 한번 구워 익힌 후, 깻잎을 얹고 소스를 부어 졸인다.

파프리카버섯볶음

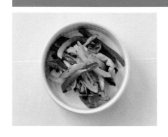

재료(1인분)

노랑파프리카	30g	대파	5g	참기름	5g
빨강파프리카	30g	간 마늘	5g	통깨	약간
참느타리버섯	15g	굴소스	3g		
양파	30g	국간장	2g		

만드는 법

1 파프리카, 양파, 대파는 0.5cm 두께로 채 썬다. **2** 버섯은 손으로 찢어 준비한다.

3 버섯은 끓는 물에 살짝 데친 후 찬물에 씻는다. **4** 볼에 데친 버섯, 대파, 국간장과 마늘을 넣는다.

5 팬에 기름을 두르고 양파, 파프리카 순으로 볶다가 볼에 있는 버섯을 넣고 같이 볶는다.

6 중간에 굴소스를 넣어 간을 한다. **7** 불을 끈 상태에서 참기름과 통깨를 뿌린다.

도라지생채

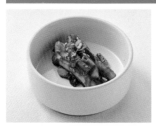

재료(1인분)

도라지	40g	**양념장**		설탕	2g
통깨	약간	고춧가루	2g	매실청	2g
소금	약간	고추장	5g	다진 마늘	약간
		진간장	2g	참기름	2g

만드는 법

1 도라지는 손질 후 적당한 길이로 썰어 준비한다. **2** 손질한 도라지는 소금을 넣고 주물러 쓴맛을 뺀 뒤

찬물에 2~3번 헹구고, 물기를 제거한다. **3** 볼에 양념장을 만든다.

4 도라지는 물기가 없는 상태로 볼에 담아 양념장을 넣고 무치고 통깨를 뿌린다.

3일 차

현미밥 / 훈제오리구이와 부추무침 / 게살겨자채 / 열무된장무침

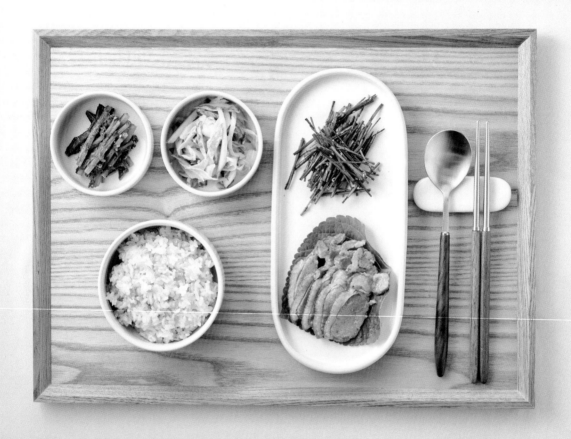

Day 3	탄수화물	단백질	지방	열량
중량(g)	66.0g	24.0g	18.0g	513.0kcal
비율(%)	50.6%	18.4%	31.0%	

훈제오리구이와 부추무침

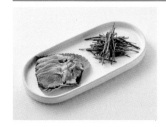

재료(1인분)

훈제오리	60g	**양념**		설탕	3g
부추	30g	고춧가루	5g	식초	3g
양파	15g	마늘	5g	들기름	3g
				통깨	2g

만드는 법

1 재료는 깨끗이 씻어 부추를 5~7cm 길이로 썰고, 양파는 채 썰어 넣는다.

2 분량의 양념을 섞고, 부추와 양파와 함께 버무린다.

3 훈제오리는 팬에 2~3분 정도 구워낸다.

게살겨자채

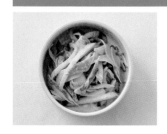

재료(1인분)

게맛살	50g	다진 마늘	2g
오이	40g	식초	3g
겨잣가루	7g	물	10g
설탕	3g		

만드는 법

1 냄비에 물을 받아 끓인다.

2 볼에 겨잣가루를 넣고 물을 넣은 후 가루를 풀어준다.

3 풀은 겨잣가루를 냄비에 넣은 후 뚜껑을 덮어준다.

4 오이는 얇게 채 썰고, 게맛살은 가로로 찢는다.

5 그릇에 설탕, 다진 마늘, 식초를 넣고 손질한 재료와 겨자를 넣는다.

6 살살 비벼준다.

열무된장무침

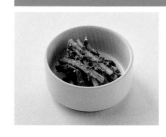

재료(1인분)

열무	50g	**양념장**		고추장	5g
통깨	2g	다진 대파	10g	고춧가루	2g
소금	약간	된장	5g	다진 마늘	2g
		매실액	3g		

만드는 법

1 열무를 소금물에 살짝 데친 후 찬물에 헹군다.

2 열무의 물기를 제거하고, 양념장을 섞어 열무와 함께 버무린 다음 통깨를 뿌린다.

4일 차

흰쌀밥 / 참치달걀말이 / 잡채 / 궁채나물 / 깍두기

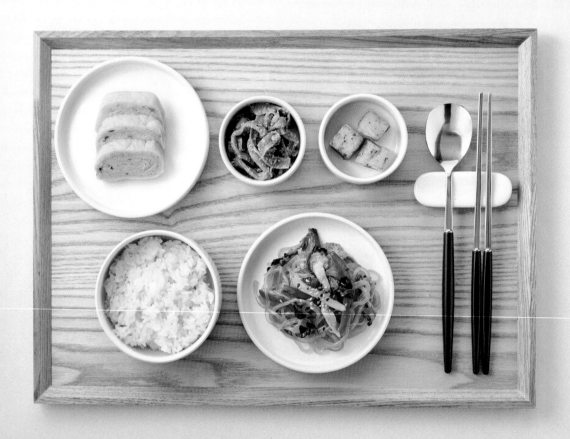

| Day 4 중량(g) 비율(%) | 탄수화물 71.0g 50.0% | 단백질 26.0g 18.3% | 지방 20.0g 31.7% | 열량 572.0kcal |

참치달걀말이

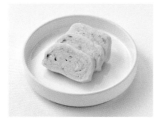

재료(1인분)

캔참치	30g	양파	10g
달걀	55g	소금	약간
당근	10g	후춧가루	약간
부추	10g	올리브오일	3g

만드는 법

1 참치는 체에 밭쳐 기름을 빼낸다.

2 당근, 부추, 양파를 잘게 다져 준비한다.

3 볼에 달걀과 참치, 당근, 양파를 넣고 섞는다.

4 팬에 올리브오일을 두른 뒤 달걀물을 붓고 천천히 익혀주면서 말아준다.

궁채나물

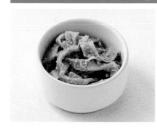

재료(1인분)

마른 궁채	15g	국간장	5g
식용유	약간	액젓	3g
들깨가루	3g	들기름	3g
양념장		소금	약간
다진 마늘	3g	물	30g

만드는 법

1 불린 궁채를 물에 여러 번 헹궈주고 물기를 짠 후 5~6cm 정도의 길이로 썰어 준비한다.

2 볼에 담은 후 양념장을 넣고 섞어준다.

3 양념장에 5~10분 정도 재워준다.

4 예열된 프라이팬에 식용유를 두른 후 나물을 넣고 물이 없어질 때까지 볶는다.

5 물이 없어지면 들깨가루를 넣고 잘 풀어가며 섞는다.

잡채

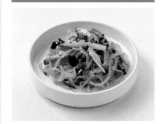

재료(1인분)

당면	25g	후춧가루	약간
당근	10g	맛술	약간
파프리카	10g	식용유	3g
양파	10g	진간장	10g
표고버섯	10g	설탕	5g
돼지고기	25g	참기름	3g
소금	약간	다진 마늘	약간

만드는 법

1 당면은 찬물에 담궈 1시간 정도 불린다.

2 돼지고기는 채 썰어 간장, 설탕, 다진 마늘, 맛술, 참기름과 함께 버무린다.

3 파프리카, 표고버섯, 양파, 당근은 0.5cm 두께로 채 썬다.

4 달궈진 팬에 식용유를 넣고 채소, 버섯, 돼지고기 순으로 팬에 볶아 익힌다.

5 끓는 물에 당면을 익힌다.

6 팬에 모든 재료를 넣고 양념과 함께 볶아낸다.

깍두기

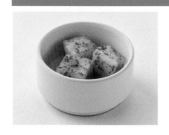

재료(1인분)

무	30g	**양념장**	
소금	약간	고춧가루	5g
		다진 마늘	약간
		액젓	약간

만드는 법

1 무는 사방 4.5cm 크기로 썬 후, 소금을 뿌려 절여둔다.

2 절여둔 무의 물기를 빼고, 양념을 섞어 버무린다.

5일 차

흰쌀밥 / 두부두루치기 / 애호박전 / 양배추찜 / 무생채

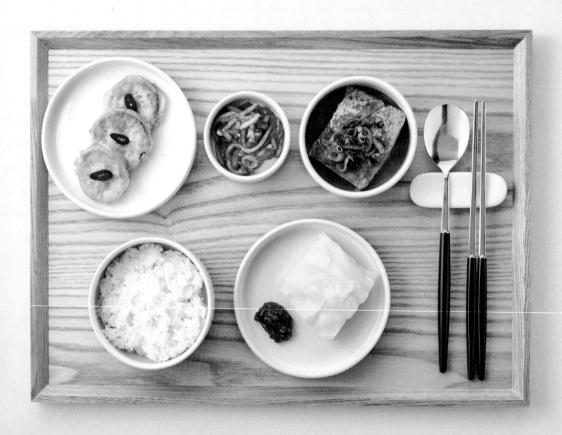

| Day 5 중량(g) 비율(%) | 탄수화물 75.0g 51.0% | 단백질 27.0g 18.4% | 지방 20.0g 30.6% | 열량 582.0kcal |

두부두루치기

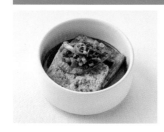

재료(1인분)

두부	100g	**양념장**		참치액젓	약간
양파	60g	고추장	5g	맛술	5g
대파	20g	고춧가루	5g	후춧가루	약간
청양고추	5g	간장	5g		
들기름	3g	다진 마늘	5g		

만드는 법

1 볼에 양념재료를 넣고 섞는다.

2 양파는 결따라 길게, 대파는 5cm 길이로, 고추는 송송 썰어준다.

3 두부는 6×1cm 크기로 자르고, 물기를 제거한다.

4 달궈진 프라이팬에 들기름을 두르고 두부를 앞뒤로 노릇하게 굽는다.

5 냄비에 물을 넣고 구운 두부와 손질된 야채를 넣은 뒤 만들어 둔 양념장도 넣는다.

6 국물이 자박하게 남을 때까지 졸여 완성한다.

애호박전

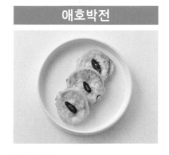

재료(1인분)

애호박	100g	소금	약간
달걀	55g	후춧가루	약간
밀가루	10g	식용유	5g

만드는 법

1 애호박은 0.5cm 두께로 자른 후 밀가루를 묻힌다.

2 풀어낸 달걀에 소금과 후춧가루를 뿌려 간을 한 후 애호박에 달걀물을 입힌다.

3 팬에 식용유를 두른 후 중약불에서 애호박을 노릇하게 익힌다.

양배추찜

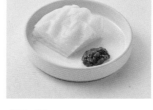

재료(1인분)

양배추	30g	고추장	3g
쌈장		다진 마늘	3g
된장	5g	참기름	약간

만드는 법

1 양배추는 심지를 제거한 후 먹기 좋은 크기로 썬다.

2 찜기에 양배추를 넣어 중불에서 10분 정도 찐다.

3 분량의 양념을 섞어 쌈장을 만든다.

무생채

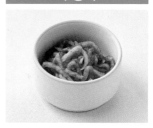

재료(1인분)

무	50g	설탕	5g
다진 마늘	3g	소금	약간
양념장		통깨	2g
고춧가루	5g		

만드는 법

1 무는 얇게 채 썰고, 마늘은 다져둔다.

2 큰 용기에 채 썬 무를 담고 양념재료를 넣어 골고루 버무린다.

6일 차

보리밥 / 고등어김치찜 / 양송이버섯볶음 / 그릭시저샐러드 / 백김치

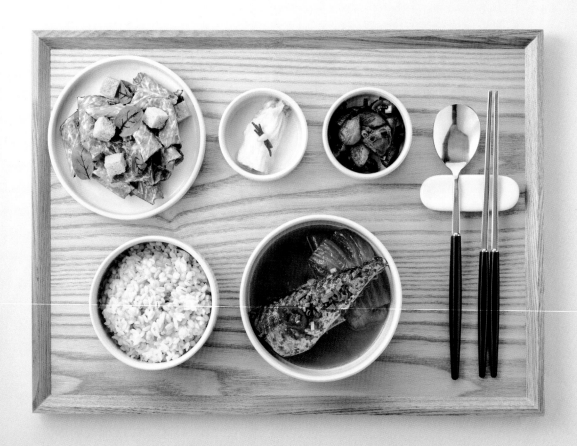

Day 6	탄수화물	단백질	지방	열량
중량(g)	65.0g	29.0g	19.0g	542.0kcal
비율(%)	47.5%	21.2%	31.3%	

고등어김치찜

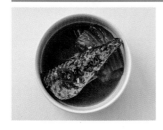

재료(1인분)

고등어	50g	쌀뜨물	80g	설탕	3g
김치	30g	**양념장**		청주	5g
양파	30g	간장	5g	후춧가루	약간
대파	20g	다진 마늘	3g		
청홍고추	10g	들기름	5g		

만드는 법

1 양파는 굵게 채 썰고, 청홍고추와 대파는 어슷 썰어 준비한다.

2 양념재료를 넣고 골고루 섞는다.

3 냄비에 김치를 깔고 고등어를 올린 뒤 양념장을 골고루 올린다. 양파, 고추를 위에 올리고 쌀뜨물을 부은 후 센 불로 가열한다.

4 물이 끓으면 중불에서 조리듯 끓여낸다. 대파는 마지막에 넣어 살짝만 익힌다.

양송이버섯볶음

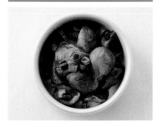

재료(1인분)

양송이버섯	50g	다진 마늘	3g
쪽파	20g	후춧가루	약간
버터	3g	소금	약간
올리브오일	2g		

만드는 법

1 양송이는 4등분으로 썰고, 쪽파는 잘게 송송 썬다. 마늘은 다져 준비한다.

2 팬에 올리브오일을 두르고, 다진 마늘로 향을 낸 뒤 재료를 넣어 볶고, 소금, 후춧가루로 간을 한다.

3 버터를 넣고 섞어 완성한다.

그릭시저샐러드

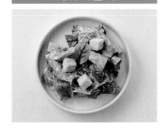

재료(1인분)

로메인상추	30g	그릭요거트	40g
식빵	35g	다진 마늘	5g
닭가슴살	20g	파슬리가루	2g

만드는 법

1 식빵을 큐브 모양으로 잘라 마른 팬에 노릇하게 굽는다.

2 로메인상추는 씻어 물기를 제거 후 먹기 좋은 크기로 자른다.

3 닭가슴살은 팬에 구워 익힌다.

4 요거트와 다진 마늘, 파슬리 가루를 섞어 드레싱을 만든다.

5 그릇에 로메인과 닭가슴살을 올린 후 드레싱을 뿌리고 위에 구운 식빵을 얹는다.

백김치

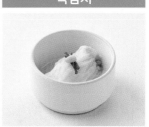

재료(1인분)

절인 배추	40g	배	10g
양념		멸치액젓	약간
양파	5g	물	20g
		소금	약간

만드는 법

1 절인 배추를 헹구고 물기를 뺀다.

2 절인 배추를 한 입 크기로 썰어 준비한다.

3 양념재료를 믹서기를 이용해 곱게 간다.

4 절인 배추에 양념을 붓고 숙성시킨다.

7일 차

보리밥 / 닭갈비 / 깻잎들깨볶음 / 방울양배추샐러드 / 참나물겉절이

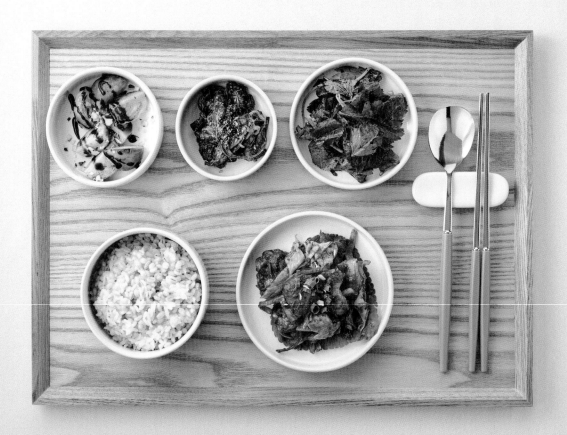

Day 7 중량(g) / 비율(%)	탄수화물 55.0g 48.1%	단백질 21.0g 18.4%	지방 17.0g 33.5%	열량 444.0kcal

닭갈비

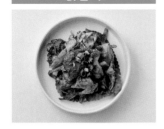

재료(1인분)

닭다리살	60g	깻잎	5g
양파	20g	**양념장**	
양배추	20g	고추장	5g
고구마	20g	고춧가루	3g
청양고추	5g	간장	2g
홍고추	5g	다진 마늘	5g
식용유	2g	설탕	3g
물	50g	맛술	5g
소금	약간	참기름	약간
카레가루	약간		

만드는 법

1 닭다리살은 먹기 좋게 한 입 크기로 자른다(사방 3cm).

2 양파, 양배추, 고구마, 깻잎은 1.5×5cm 크기로 자르고, 청양고추와 홍고추는 어슷 썬다.

3 양념재료를 넣고 골고루 섞는다.

4 팬에 깻잎, 청양고추, 홍고추를 제외한 재료와 양념장을 넣고 중불에서 볶는다.

5 닭다리살과 고구마가 익으면 깻잎, 청양고추, 홍고추를 올려낸다.

깻잎들깨볶음

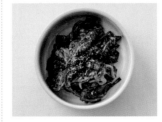

재료(1인분)

깻잎순	40g	국간장	3g
들기름	2g	들깨가루	2g
다진 마늘	3g	소금	약간

만드는 법

1 깻잎순의 억센 줄기를 다듬고, 끓는 물에 살짝 데친 후 찬물에 헹구어 물기를 제거하고 간장과 들기름, 다진 마늘, 들깨가루를 넣어 무친다.

2 중불에서 볶아낸다. 필요시 소금 또는 간장으로 간을 맞춘다.

방울양배추샐러드

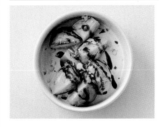

재료(1인분)

방울양배추	40g	**드레싱**	
버터	약간	올리브오일	3g
아몬드	3g	발사믹식초	3g
소금	약간	다진 마늘	2g
후춧가루	약간	파슬리가루	약간

만드는 법

1 방울양배추는 겉껍질을 벗겨 깨끗하게 씻고 2등분 한다.

2 냄비에 물과 소금을 넣고 방울양배추를 끓는 물에 살짝 데친 후, 찬물에 헹궈 물기를 제거해준다(부드러운 식감 10분, 아삭한 식감 1~2분).

3 달군 팬에 버터를 녹여 견과류를 넣고 볶다가 삶은 방울양배추와 양배추 삶은 물을 3큰술 정도 넣고 소금, 후춧가루를 넣어 볶는다.

4 드레싱 재료를 섞은 뒤 ③에 곁들인다.

참나물겉절이

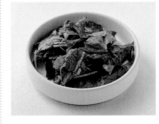

재료(1인분)

참나물	30g	액젓	약간
고춧가루	2g	깨소금	약간
참기름	2g		

만드는 법

1 참나물은 다듬어 씻고 물기를 털어 먹기 좋은 크기로 자른다.

2 참나물에 고춧가루, 액젓, 깨소금, 참기름을 넣어 가볍게 버무린다.

8일 차

보리밥 / 주꾸미마늘구이 / 단호박찜 / 배추겉절이

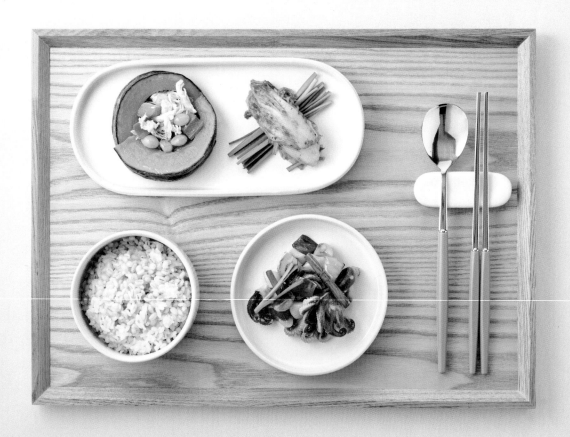

Day 8	탄수화물	단백질	지방	열량
중량(g)	68.0g	24.0g	15.0g	480.0kcal
비율(%)	54.1%	19.1%	26.8%	

주꾸미마늘구이

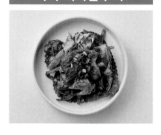

재료(1인분)

		양념장	
주꾸미	80g	다진 마늘	5g
양파	20g	발사믹식초	10g
파프리카	10g	황설탕	약간
식용유	5g	소금	약간
굵은 소금	3g	후춧가루	약간
마늘	5g	물엿	2g

만드는 법

1 양파, 파프리카는 2×2cm 크기로 썬다.

2 주꾸미는 머리의 내장을 제거하고 굵은 소금을 뿌린 후 문질러 씻는다.

3 볼에 발사믹식초, 물엿, 다진 마늘, 소금, 황설탕, 후춧가루를 넣고 섞어 양념장을 만든다.

4 팬에 주꾸미와 마늘을 넣고 양념장을 바른 다음 식용유를 두르고 굽는다. 중간중간에 양념장을 바른다.

5 다른 팬에 양파, 파프리카를 노릇하게 굽는다.

6 접시에 양파, 파프리카를 담고 주꾸미와 마늘을 올려 담는다.

단호박찜

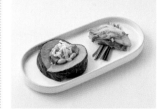

재료(1인분)

단호박	150g	닭가슴살	15g
양파	15g	올리브오일	약간
당근	15g	굴소스	약간
은행알	5g		

만드는 법

1 단호박은 전자레인지에 5분 정도 돌려 익힌 후 뚜껑을 열고 속을 파낸다.

2 닭가슴살과 채소를 깍둑썰기 한 후, 올리브오일에 굴소스를 넣어 살짝 볶아 익힌다.

3 볶은 재료와 은행알을 단호박 안에 채우고, 찜통에 넣어 15분간 쪄낸다.

배추겉절이

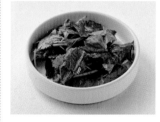

재료(1인분)

알배추	60g	멸치액젓	5g
쪽파	5g	다진 마늘	3g
통깨	2g	생강가루	2g
양념		참기름	5g
고춧가루	10g		

만드는 법

1 알배추는 밑동을 자른 후 먹기 좋은 크기로 자르고, 쪽파는 5cm 크기로 자른다.

2 볼에 양념재료를 넣고 모두 섞는다.

3 알배추에 양념을 골고루 묻힌 후 쪽파를 넣어 가볍게 버무린다.

4 접시에 알배추 겉절이를 담고 통깨를 뿌려 완성한다.

9일 차

흰쌀밥 / 두부스테이크 / 청포묵무침 / 오이소박이

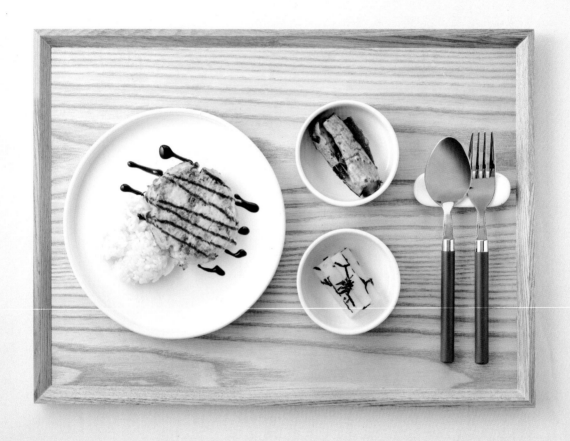

Day 9	탄수화물	단백질	지방	열량
중량(g)	73.0g	23.0g	16.0g	514.0kcal
비율(%)	55.3%	17.4%	27.3%	

두부스테이크

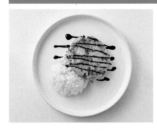

재료(1인분)

두부	100g	당근	30g	소금	약간
달걀	30g	대파	20g	후춧가루	약간
팽이버섯	30g	부침가루	10g	식용유	약간
양파	50g				

만드는 법

1 두부를 면보에 싸서 물기를 꼭 짜준다. **2** 야채들을 잘게 다져준다.

3 두부에 야채들을 섞어준 뒤 달걀, 부침가루, 소금, 후춧가루를 잘 섞어준다.

4 반죽을 치대면서 모양을 동그랗게 만든 뒤 겉면에 전분가루를 묻힌다.

5 달궈진 프라이팬에 식용유를 두르고 약불에서 노릇하게 익혀준다.

청포묵무침

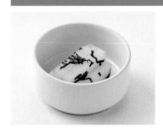

재료(1인분)

청포묵	120g	파	5g
구운 김	3g	참기름	5g
양념		통깨	2g
진간장	10g		

만드는 법

1 청포묵을 한 입 크기로 잘라 준비한다.

2 청포묵은 끓는 물에 살짝 투명해질 때까지 데치고(약 1~2분), 찬물에 헹궈 물기를 제거한다.

3 무침 양념을 만든다. **4** 묵에 양념을 넣고 구운 김을 손으로 부숴 넣고 살살 무친다.

오이소박이

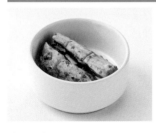

재료(1인분)

오이	80g	**양념**		고춧가루	10g
부추	15g	소금	5g	다진 마늘	5g
양파	15g	멸치액젓	5g	매실청	2g
				생강	2g

만드는 법

1 오이는 3등분 후 아래 1cm를 남기고 십자 모양으로 세로 칼집을 넣고, 소금물을 부어 약 1시간 정도 절인다.

2 부추는 3cm 길이로 자르고, 양파는 얇게 채 썬다.

3 양념재료를 넣어 섞은 후, 부추와 양파를 넣어 섞는다.

4 절여진 오이는 찬물에 헹궈 물기를 제거한 후 ③을 칼집 사이사이에 골고루 넣는다.

10일 차

흰쌀밥 / 너비아니구이 / 브로콜리마늘볶음 / 쪽파무침

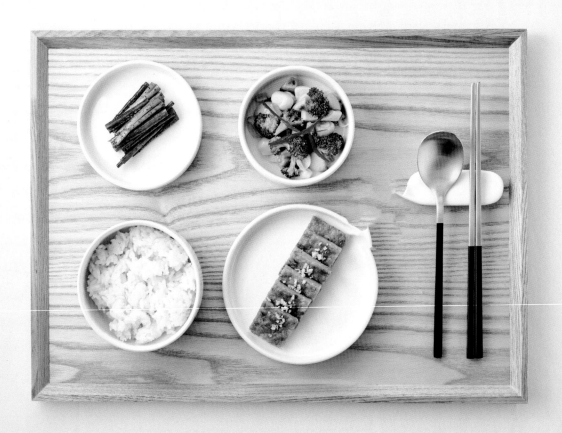

| Day 10 중량(g) 비율(%) | 탄수화물 54g 45.6% | 단백질 24g 20.3% | 지방 18g 34.2% | 열량 471kcal |

너비아니구이

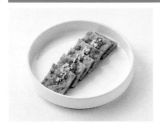

재료(1인분)

소고기(채끝등심)	80g
식용유	약간
잣가루	약간

양념	
간장	10g
설탕	5g
참기름	약간

다진 파	10g
다진 마늘	5g
배즙	10g
후춧가루	약간

만드는 법

1 양념재료를 모두 섞어 양념을 만든다.

2 채끝등심은 0.5cm 두께로 썰어 핏물을 제거하고 양념에 버무려 30분 정도 재운다.

3 달군 팬에 식용유를 약간 두르고 재워둔 고기를 넣어 센 불에서 앞뒤로 노릇하게 굽는다.

4 너비아니구이 위에 잣가루를 뿌려 마무리한다.

브로콜리마늘볶음

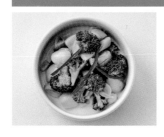

재료(1인분)

브로콜리	60g
마늘	30g
식용유	5g

| 소금 | 약간 |
| 후춧가루 | 약간 |

만드는 법

1 브로콜리를 먹기 좋은 크기로 자르고, 마늘은 편 썰어 준다.

2 끓는 물에 브로콜리를 2분 정도 데치고, 찬물에 헹궈 물기를 제거한다.

3 팬에 식용유를 두르고 마늘을 살짝 볶은 후, 데친 브로콜리를 넣고 같이 볶는다.

4 소금, 후춧가루로 간을 맞춘다.

쪽파무침

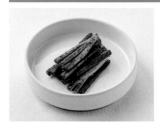

재료(1인분)

쪽파	40g
양념장	
간장	5g
설탕	5g

고춧가루	5g
참기름	약간
통깨	약간

만드는 법

1 쪽파는 5cm 길이로 자른다.

2 양념재료를 모두 섞어 양념장을 만든다.

3 양념장을 섞어 쪽파와 함께 무쳐낸다.

11일 차

서리태밥 / 간장찜닭 / 코울슬로샐러드 / 연근전 / 배추겉절이

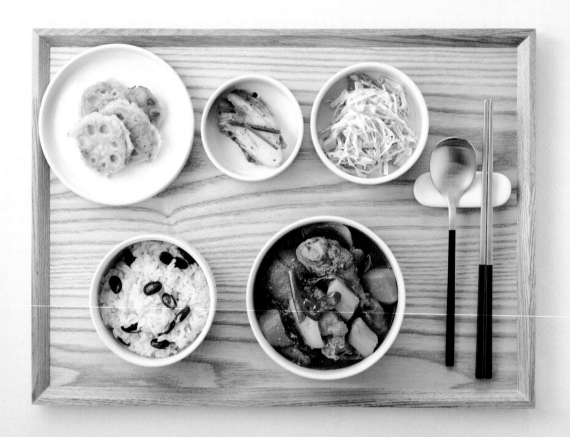

Day 11
중량(g)
비율(%)

탄수화물	단백질	지방	열량
66.0g	30.0g	19.0g	557.0kcal
47.6%	21.6%	30.8%	

간장찜닭

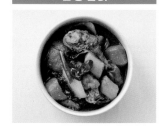

재료(1인분)

닭고기	80g	양념	
감자	20g	간장	10g
당근	15g	청주	5g
양파	30g	설탕	3g
대파	5g	다진 마늘	5g
당면	15g	고추	5g
물	40g	후춧가루	약간

만드는 법

1 찬물에 당면을 넣어 불린다.

2 감자와 양파는 큼직하게, 당근은 한 입 크기로, 대파는 굵게 어슷 썬다.

3 중불로 달군 냄비에 닭고기를 넣어 앞뒤로 노릇하게 지진다.

4 냄비에 양념재료와 감자, 당근을 넣고 뚜껑을 닫은 후, 중불에서 20분 정도 끓인다.

5 닭고기가 익으면 불린 당면, 양파, 대파를 넣고 6~8분 정도 끓여가며 국물을 졸여 완성한다.

코울슬로샐러드

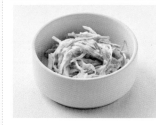

재료(1인분)

양배추	30g	플레인요거트	20g
양파	10g	설탕	3g
당근	10g	레몬즙	2g
드레싱		소금	약간
마요네즈	10g		

만드는 법

1 양배추, 양파, 당근을 아주 잘게 썰어준다.

2 드레싱 재료를 넣고 섞어 채소와 함께 버무린다.

연근전

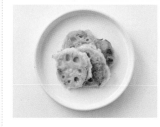

재료(1인분)

연근	40g	물	20g
부침가루	10g	식용유	5g
밀가루	약간	식초	약간

만드는 법

1 부침가루에 2배의 물을 섞어 풀어준다.

2 연근은 감자칼로 껍질을 벗긴 뒤 0.3cm 두께로 썬다.

3 끓는 물에 식초를 약간 넣어 연근을 살짝 데치고, 찬물에 헹궈 물기를 제거한다. 준비한 연근에 밀가루를 살짝 묻혀준다.

4 연근에 부침반죽을 얇게 바른 후, 식용유를 두른 팬에 약불에서 익힌다.

배추겉절이

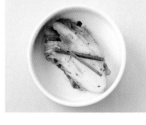

재료(1인분)

알배추	30g	멸치액젓	2g
쪽파	2g	다진 마늘	약간
통깨	약간	생강가루	약간
양념		참기름	2g
고춧가루	5g		

만드는 법

1 알배추는 밑동을 자른 후 먹기 좋은 크기로 자르고, 쪽파는 5cm 크기로 자른다. 2 볼에 양념재료를 넣고 모두 섞는다.

3 알배추에 양념을 골고루 묻힌 후 쪽파를 넣어 가볍게 버무린다.

4 접시에 알배추 겉절이를 담고 통깨를 뿌려 완성한다.

12일 차

서리태밥 / 언양식불고기 / 실곤약야채무침 / 백김치

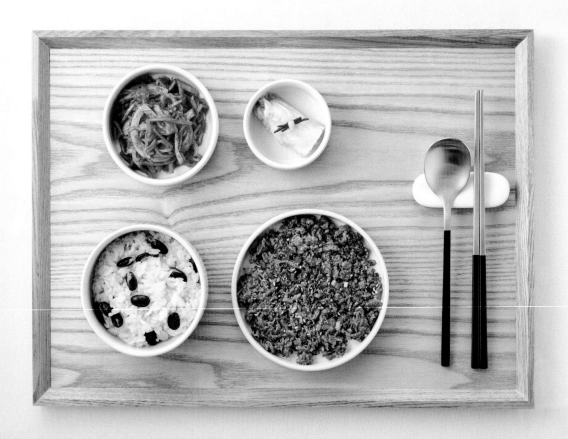

Day 12	탄수화물	단백질	지방	열량
중량(g)	52.0g	23.0g	16.0g	444.0kcal
비율(%)	46.8%	20.7%	32.4%	

언양식불고기

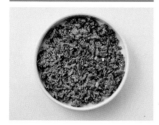

재료(1인분)

소고기	80g
파	10g
양파	10g
식용유	약간
쪽파	2g
잣	2g
양념	
간장	10g
굴소스	2g
설탕	5g
매실청	3g
다진 마늘	3g
맛술	5g
참기름	5g
통깨	2g
후춧가루	2g

만드는 법

1 소고기는 다진 후 핏물을 제거해준다.

2 파와 양파를 다진 후, 양념재료와 함께 섞어준다.

3 고명용으로 쓸 쪽파는 가늘게 썰고, 잣은 다져준다.

4 소고기에 양념을 넣어 치대듯 섞어준 후, 먹기 좋게 동그란 모양으로 만든다.

5 팬에 식용유를 약간만 두르고 약불에서 앞뒤로 노릇하게 구워낸다.

6 송송 썬 쪽파와 다진 잣을 고명으로 얹어낸다.

실곤약야채무침

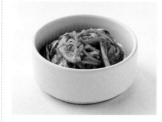

재료(1인분)

실곤약	30g	**양념**	
당근	10g	고추장	5g
양파	10g	식초	5g
오이	10g	설탕	3g

만드는 법

1 실곤약은 적당한 길이로 자르고, 끓는 물에 살짝 데친 후 찬물에 헹군 뒤 물기를 제거한다.

2 당근, 오이, 양파는 적당한 길이로 채 썰어 준비한다.

3 고추장, 식초, 설탕을 넣어 새콤달콤한 양념을 만든다.

*설탕 대신 요리당 혹은 매실액을 사용해도 좋다.

4 실곤약과 채소, 양념을 버무려 완성한다.

백김치

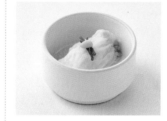

재료(1인분)

절인 배추	40g	멸치액젓	약간
양념		물	20g
양파	5g	소금	약간
배	10g		

만드는 법

1 절인 배추를 헹구고 물기를 뺀다.

2 절인 배추를 한 입 크기로 썰어 준비한다.

3 양념재료를 믹서기를 이용해 곱게 간다.

4 절인 배추에 양념을 붓고 숙성시킨다.

13일 차

서리태밥 / 병어조림 / 배추전 / 참나물무침 / 깍두기

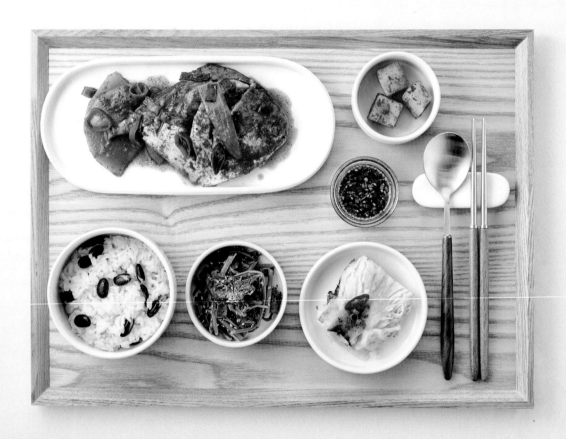

Day 13	탄수화물	단백질	지방	열량
중량(g)	74.0g	30.0g	17.0g	568.0kcal
비율(%)	52.0%	21.1%	26.9%	

병어조림

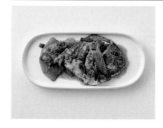

재료(1인분)

병어	100g	양념장		맛술	5g
무	50g	고춧가루	10g	다진 마늘	5g
물	200g	간장	10g	생강가루	2g
대파	30g	설탕	5g	후춧가루	2g

만드는 법

1 병어는 머리와 내장, 지느러미를 제거한 후, 몸통에 X자로 칼집을 내어 손질한다.

2 무는 큼직하게 썰고, 대파는 어슷 썰어 준비한다.

3 팬에 무와 물 한 컵을 넣고 담아 끓인다.

4 물이 끓으면 병어와 양념장을 넣고 다시 끓여낸다.

5 국물이 자작해지면 어슷 썬 대파를 넣고 약불로 한 번 더 익힌다.

배추전

재료(1인분)

배춧잎	30g	양념장	
밀가루	30g	진간장	15g
물	30g	식초	약간
소금	2g	설탕	약간
풋고추	5g	다진 마늘	2g
식용유	5g	깨	2g

만드는 법

1 배춧잎의 굵은 부분은 칼로 살짝 도려내어 준비한다.

2 물에 소금을 넣어 녹인 후 소금물과 밀가루를 섞어준다.

3 배춧잎에 반죽을 묻힌 후 팬에 식용유를 두르고 부친다.

4 풋고추는 송송 썰고, 양념장을 만든다.

참나물무침

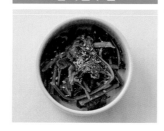

재료(1인분)

참나물	50g	참기름	2g
다진 마늘	3g	깨	약간
소금	약간		

만드는 법

1 참나물의 잎과 뿌리를 살짝 다듬어준 후, 끓는 물에 살짝 데친 후 찬물에 헹군다.

2 데친 참나물은 물에 헹구고 물기를 짠 다음, 듬성듬성 썬다.

3 소금, 다진 마늘, 참기름을 넣고 버무린 다음, 깨를 뿌려 마무리한다.

깍두기

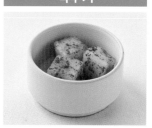

재료(1인분)

무	30g	양념	
소금	약간	고춧가루	5g
		다진 마늘	약간
		액젓	약간

만드는 법

1 무는 사방 4.5cm 크기로 썬 후, 소금을 뿌려 절여둔다.

2 절여둔 무의 물기를 빼고, 양념을 섞어 버무린다.

14일 차

수수밥 / 임연수튀김 / 가지양념찜 / 무생채

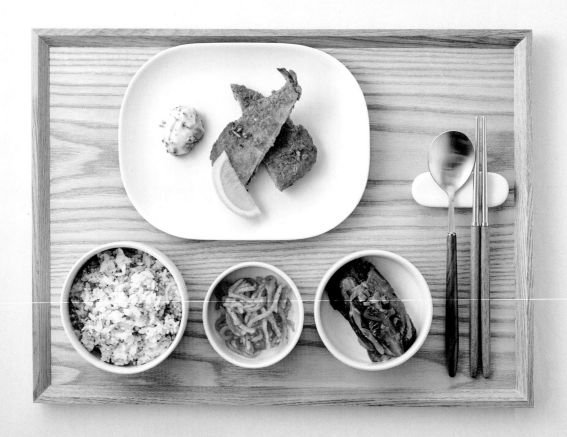

Day 14	탄수화물	단백질	지방	열량
중량(g)	64.0g	24.0g	18.0g	514.0kcal
비율(%)	49.8%	18.7%	31.5%	

임연수튀김

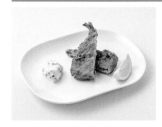

재료(1인분)

임연수어	80g	**양념간장**		다진 마늘	3g
튀김가루	20g	고춧가루	5g	참깨	2g
식용유	약간	간장	10g	다진 대파	5g
소금	2g	올리고당	5g		
후춧가루	약간	참기름	약간		

만드는 법

1 임연수어의 뼈와 내장을 제거한 뒤 먹기 좋은 크기로 2~3토막 내어 자른다.

2 키친타월로 물기를 제거한 후 소금과 후춧가루로 밑간한다.

3 임연수어에 튀김가루를 묻히고 수분이 흡수되도록 10분 정도 둔다.

4 팬에 식용유를 둘러 가열한 후, 기름 온도가 170℃가 되었을 때 임연수어를 넣어 익힌다.

5 키친타월로 기름기를 제거한 후, 양념간장을 섞어 곁들인다.

가지양념찜

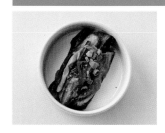

재료(1인분)

가지	80g	참기름	3g
양념장		다진 마늘	약간
멸치액젓	3g	다진 파	5g
간장	3g	후춧가루	약간

만드는 법

1 깨끗이 씻은 가지를 반으로 길게 자른 후, 반으로 한번 더 잘라준다.

2 찜통에 물을 끓인 후, 잘라놓은 가지를 넣고 4~5분간 쪄준다.

3 그릇에 양념재료를 섞어준다.

4 찐 가지는 한 김 식힌 후 먹기 좋게 찢고 수분을 제거해준다.

5 양념장에 무쳐 마무리한다.

무생채

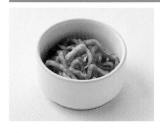

재료(1인분)

무	50g	설탕	5g
마늘	3g	소금	약간
양념		통깨	2g
고춧가루	5g		

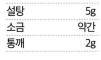

만드는 법

1 무는 얇게 채 썰고, 마늘은 다져둔다.

2 큰 용기에 채 썬 무를 담고 양념재료를 넣어 골고루 버무린다.

15일 차

수수밥 / 제육볶음 / 쑥갓두부무침 / 채소쌈

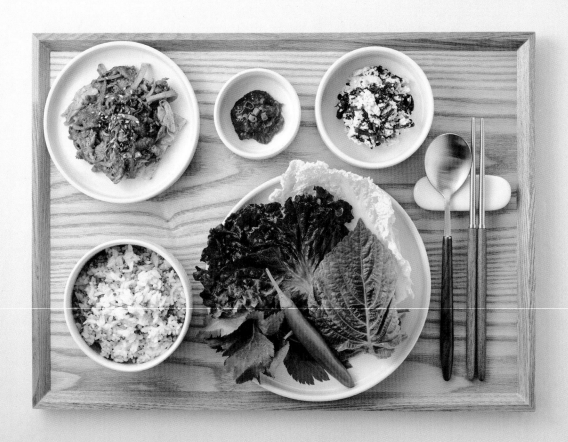

Day 15	탄수화물	단백질	지방	열량
중량(g)	30.0g	0.5g	5.0g	516.0kcal
비율(%)	47.1%	21.6%	31.3%	

제육볶음

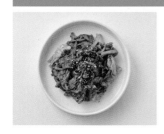

재료(1인분)

돼지고기	60g	식용유	약간	설탕	5g
양파	30g	**양념장**		간장	5g
청양고추	5g	고추장	5g	후춧가루	약간
대파	5g	고춧가루	5g		
통깨	2g	다진 마늘	5g		

만드는 법

1 대파와 청양고추는 어슷 썰고, 양파는 1cm 두께로 썬다.

2 돼지고기는 한 입 크기로 썰어준 후 양념장을 버무린다.

3 팬에 식용유를 두른 후 대파를 볶아 파기름을 내고, 양념한 고기를 넣어 볶는다. 중불에서 완전히 익힌다.

4 양파와 청양고추를 넣고 센 불로 2분 정도 볶은 후 통깨를 뿌려 마무리한다.

쑥갓두부무침

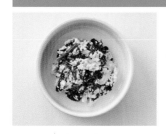

재료(1인분)

쑥갓	30g	**간장양념**		국간장	5g
두부	60g	소금	약간	참기름	5g
깨소금	2g	다진 마늘	2g		

만드는 법

1 끓는 물에 쑥갓을 데친 후 찬물에 헹구고 물기를 뺀다.

2 두부를 으깬 후, 쑥갓과 간장양념을 넣어 무친다.

3 깨소금을 뿌려 마무리한다.

채소쌈

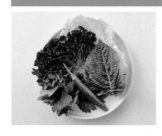

재료(1인분)

상추	15g	배추	15g
깻잎	10g	쌈장	20g
적겨자	10g		

만드는 법

1 채소를 깨끗이 씻어 준비한다.

2 쌈장을 곁들여 먹는다.

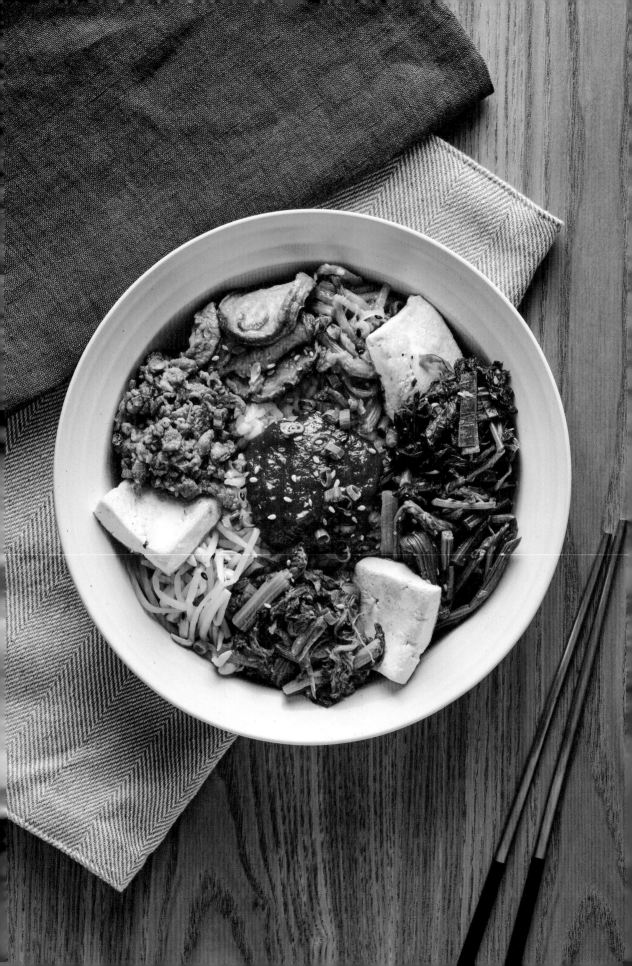

산채비빔밥

재료(1인분)

보리밥	120g	간장	5g
소고기	40g	고추장	15g
두부	60g	다진 파	5g
방풍나물	20g	다진 마늘	약간
참나물	20g	깨	약간
콩나물	20g	식용유	약간
참기름	10g		

만드는 법

1 나물류는 끓는 물에 데친 후 찬물에 헹구고, 물기를 제거한 뒤 간장, 참기름, 다진 파, 다진 마늘, 깨를 섞어 무친다.

2 프라이팬에 식용유를 살짝 두르고 두부를 굽는다.

3 소고기는 핏물을 제거한 후 다져 볶아준다.

4 고기가 익으면 고추장과 참기름을 넣어 볶아 약고추장을 만들어 준다.

5 보리밥에 나물과 두부를 얹고 약고추장을 곁들인다.

영양소 중량(g) / 비율(%)	탄수화물	단백질	지방	열량
	52.0g 48.1%	20.0g 18.5%	16.0g 33.3%	424.0kcal

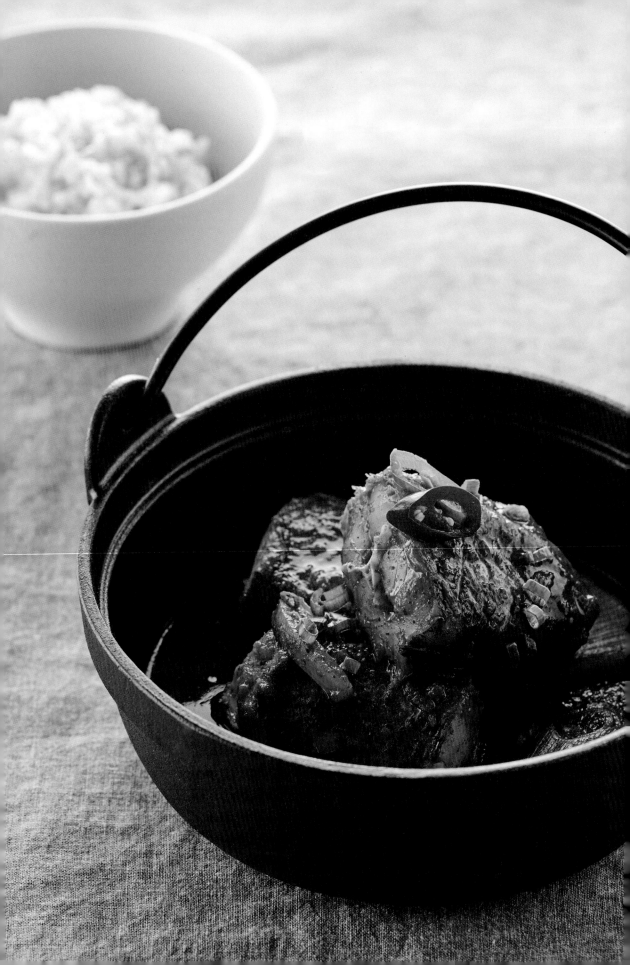

현미밥과 대구조림

재료(1인분)

현미밥	70g	**양념장**	
대구살	90g	후춧가루	약간
엔다이브(꽃상추)	10g	고춧가루	15g
치커리	10g	미림	5g
무	40g	간장	5g
양파	20g	설탕	5g
파	10g	소금	3g
레몬비네그레트	5g	다진 마늘	10g
호두	3g	다진 생강	약간

만드는 법

1 믹싱볼에 다진 마늘, 다진 생강, 후춧가루, 고춧가루, 미림, 간장, 설탕, 소금을
담고 골고루 섞어 양념장을 만든다.

2 냄비에 무, 양파, 파, 대구살 순으로 담고 양념장을 부어 뚜껑을 덮고 약불에
천천히 조리한다.

3 무가 익으면 불을 끄고 위에 엔다이브, 치커리, 호두, 레몬비네그레트를
얹어준다.

4 현미밥을 곁들인다.

영양소	탄수화물	단백질	지방	열량
중량(g) / 비율(%)	52.0g / 50.7%	19.0g / 18.5%	14.0g / 30.7%	404.0kcal

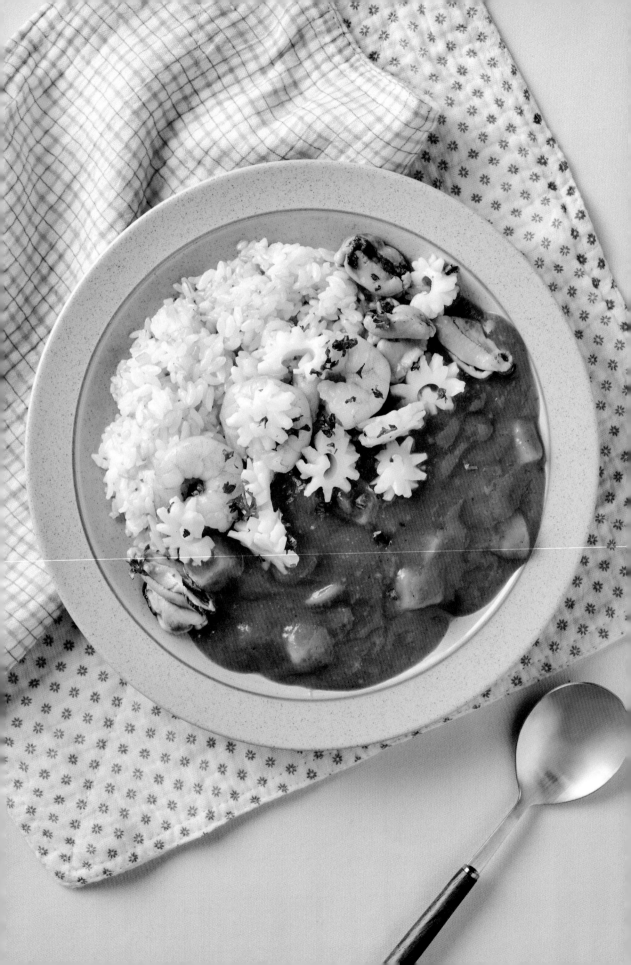

씨푸드카레

재료(1인분)

현미밥	70g	감자	10g
오징어	25g	카레분말	15g
새우	30g	물	120g
홍합살	10g	식용유	5g
당근	10g	호두	5g

만드는 법

1 당근, 감자, 오징어, 호두를 먹기 좋은 크기로 썰어 놓는다.

2 냄비에 식용유를 두르고 감자와 당근을 볶는다.

3 볼에 카레분말과 물을 넣고 풀어준다.

4 풀어준 카레소스를 냄비에 부어주고 오징어, 새우, 홍합살을 넣는다.

5 카레 농도가 걸쭉해질 때까지 저어준다.

6 카레가 걸쭉해지면 호두를 넣어준다.

7 밥 위에 카레를 얹어 완성한다.

영양소 중량(g) 비율(%)	탄수화물 54.0g 50.6%	단백질 19.0g 17.8%	지방 15.0g 31.6%	열량 432.0kcal

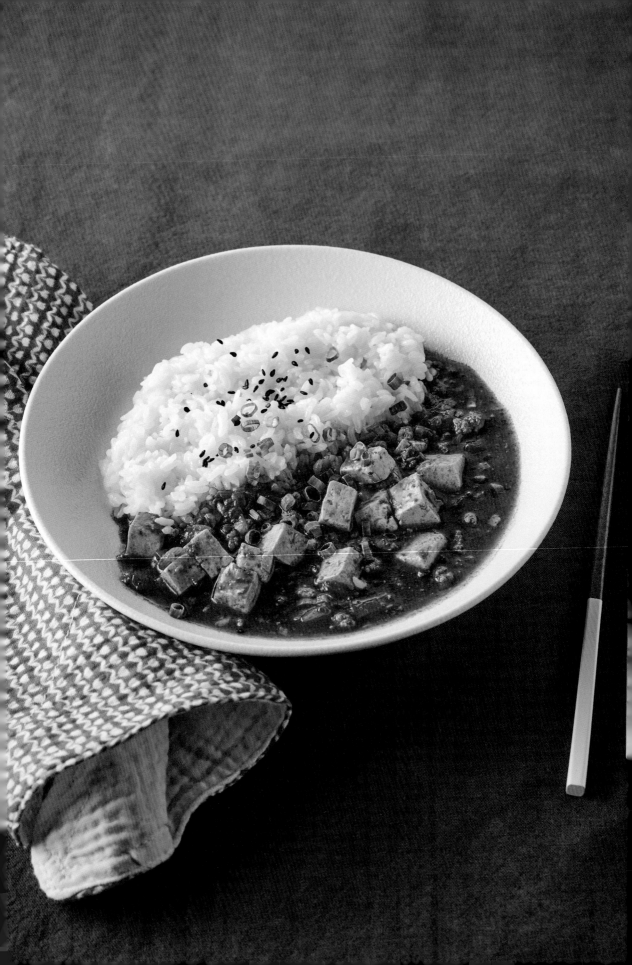

마파두부덮밥

재료(1인분)

백미밥	70g	대파	5g	고춧가루	10g
두부	70g	청양고추	3g	식용유	5g
참치	40g	물	100g	**전분물**	
새송이버섯	35g	진간장	15g	전분	7g
가지	30g	굴소스	5g	물	15g
마늘	3g	후춧가루	약간		
양파	10g	설탕	약간		

만드는 법

1 야채는 깨끗이 씻어 준비한다.

2 마늘은 슬라이스 하고, 양파는 채 썰고, 대파와 고추는 송송 썰고, 새송이버섯과
   가지도 한 입 크기로 자른다.

3 두부는 먹기 좋은 주사위 모양으로 썰어준다.

4 전분물 재료를 섞어 전분물을 만든다.

5 팬에 식용유를 두르고 바로 대파와 마늘을 넣고 향이 충분히 올라올 때까지 볶는다.

6 참치와 고춧가루를 넣고 계속 볶아준다.

7 진간장, 굴소스, 설탕, 후춧가루를 넣고 볶는다.

8 버섯, 가지, 양파, 고추를 넣고 볶아준다.

9 채소가 익으면 두부와 물을 넣고, 끓어오르면 전분물을 넣고 걸쭉해질 때까지
   섞어준다.

10 밥 위에 마파두부를 올려 완성한다.

영양소	탄수화물	단백질	지방	열량
중량(g) / 비율(%)	55.0g / 50.2%	23.0g / 21.0%	14.0g / 28.8%	436.0kcal

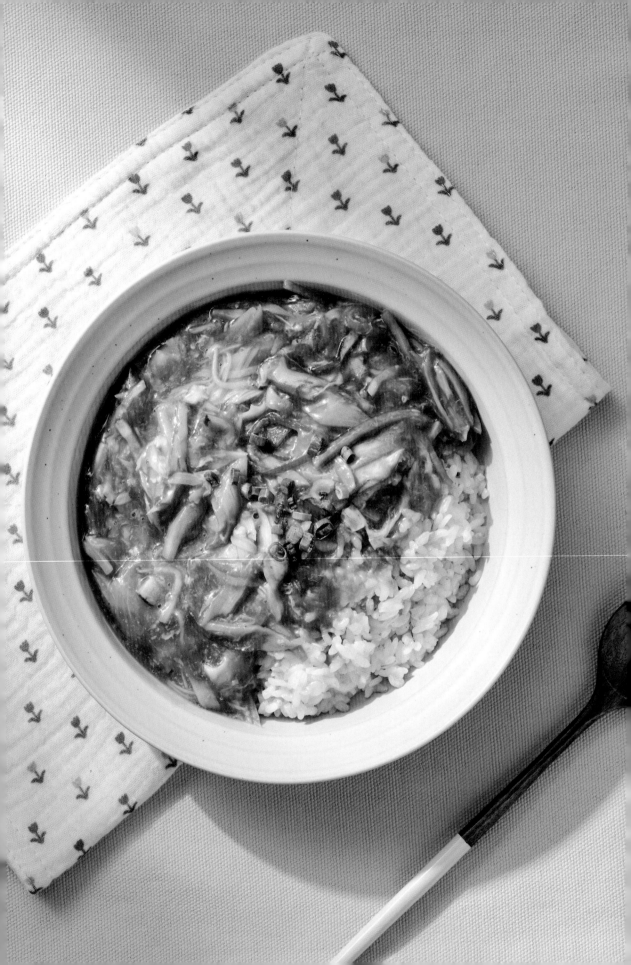

크래미덮밥

재료(1인분)

현미밥	70g	**소스**		식초	30g
크래미	35g	물	200g	식용유	5g
달걀	55g	설탕	30g	파슬리가루	약간
당근	30g	미림	30g	**전분물**	
애호박	30g	간장	15g	전분	15g
대파	약간	굴소스	15g	물	15g

만드는 법

1 크래미는 결대로 찢고, 대파는 송송 자르고, 당근과 애호박은 채 썬다.

2 달걀은 볼에 미리 풀어준다.

3 전분물 재료를 섞어 전분물을 만든다.

4 소스는 냄비에 물과 설탕, 미림, 간장, 굴소스, 식초를 넣어 설탕이 녹을 때까지
끓여준다. 소스가 끓어오르면 전분물을 조금씩 넣어가며 농도를 조절한다(탕수육
소스의 농도 정도).

5 달걀을 푼 볼에 크래미와 파, 당근, 양파를 넣어준다.

6 달군 팬에 식용유를 두르고 달걀물을 부어 뚜껑을 덮고 달걀이 익었다는 느낌이
들 정도로만 익혀준다.

7 접시에 밥을 담고 그 위에 덮밥 재료를 올린 뒤 소스와 파슬리가루를 뿌려
완성한다.

영양소 중량(g) / 비율(%)	탄수화물 54.0g 51.2%	단백질 20.0g 19.0%	지방 14.0g 29.9%	열량 421.0kcal

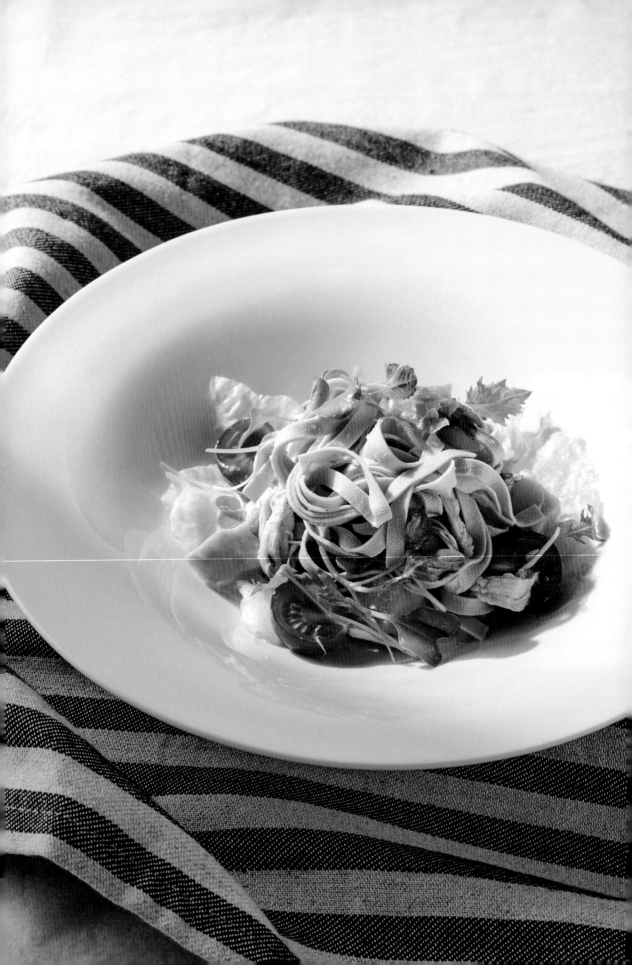

두부면콜드파스타

재료(1인분)

두부면	60g	어린잎채소	20g
닭가슴살	20g	오리엔탈드레싱	20g
방울토마토	40g	고구마	60g
양상추	15g	건크랜베리	10g

만드는 법

1 고구마는 한 입 크기로 깍둑 썰어 찜기에 쪄준다.

2 두부면을 끓는 물에 잠간 데친 후 찬물에 헹구고, 물기를 제거한다.

3 닭가슴살은 끓는 물에 삶아 익힌 후 길게 찢어준다.

4 두부면과 닭가슴살, 오리엔탈드레싱, 양상추, 어린잎채소를 가볍게 버무려준
   뒤 방울토마토와 건크랜베리를 올려 완성한다.

영양소 중량(g) 비율(%)	탄수화물 41.0g 44.0%	단백질 23.0g 24.7%	지방 13.0g 31.4%	열량 368.0kcal

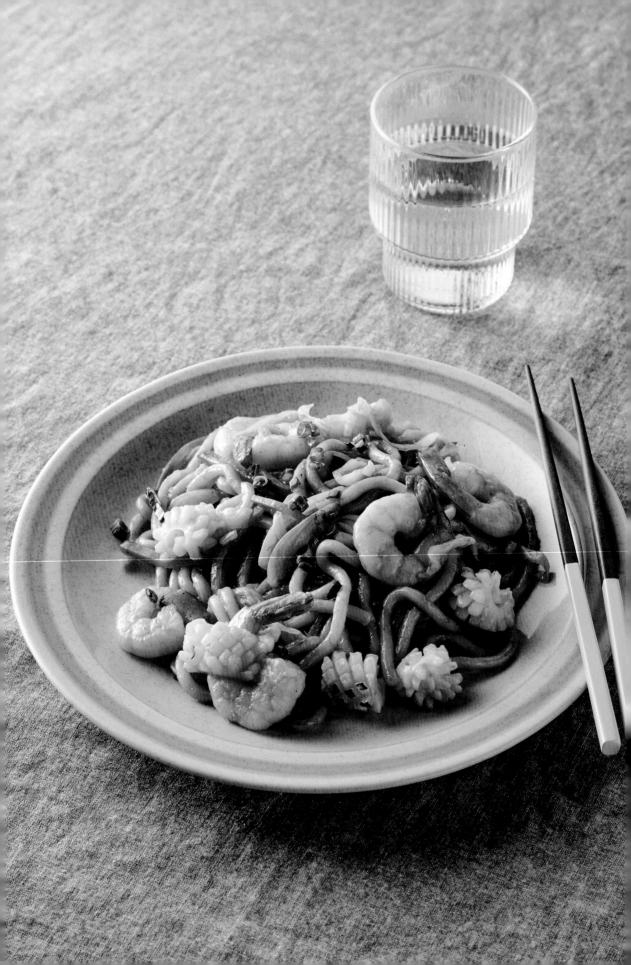

해물볶음우동

재료(1인분)

우동면(생면)	90g	대파	약간	간장	15g
새우	40g	실파	약간	맛술	15g
오징어	35g	마늘	약간	고춧가루	5g
양배추	15g	고추기름	10g	설탕	약간
양파	10g	**양념**		후춧가루	약간
당근	10g	굴소스	5g		

만드는 법

1 마늘을 제외한 모든 양념재료들은 볼에 넣어 잘 섞는다.

2 양배추, 양파, 당근, 대파는 한 입 크기로 썰어 준비한다.

3 실파는 가늘게 썰어 준비한다.

4 우동면은 끓는 물에 2분간 삶아 물기를 제거한다.

5 팬에 고추기름을 두른 후 대파와 마늘을 볶아 향을 낸다.

6 ⑤에 양파, 양배추, 당근을 넣어 살짝 볶은 뒤 새우와 오징어도 넣은 후 센 불에 빠르게 볶아준다.

7 불을 중불로 줄여준 뒤 섞어둔 양념과 우동면을 넣어 빠르게 한 번 더 섞어준다.

영양소	탄수화물	단백질	지방	열량
중량(g) / 비율(%)	55.0g / 53.4%	21.0g / 20.4%	12.0g / 26.2%	423.0kcal

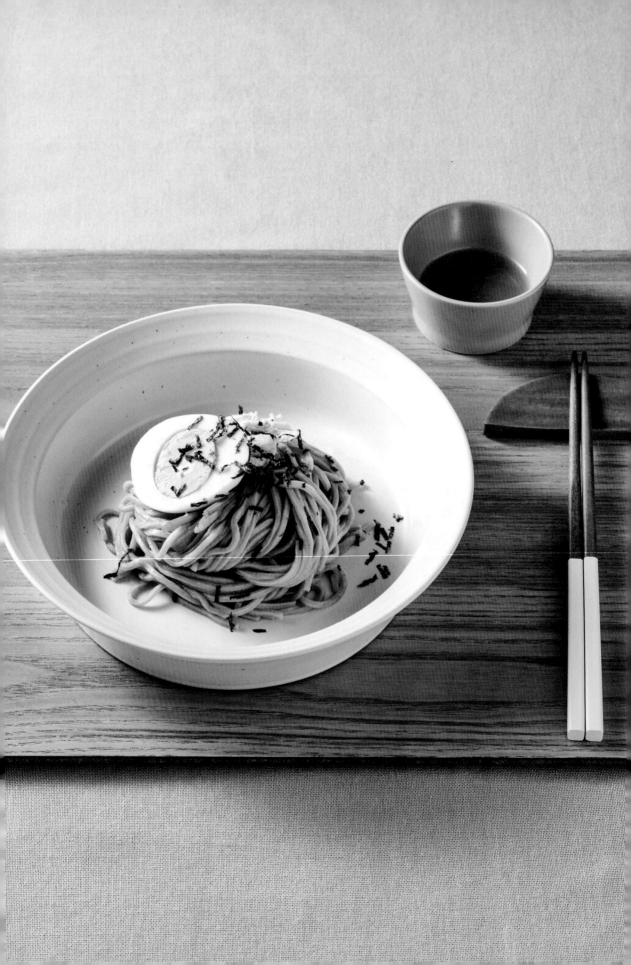

들기름메밀국수

재료(1인분)

메밀면(생면)	60g	간장	5g
달걀	55g	설탕	약간
닭가슴살	30g	김가루	약간
미나리	5g	소금	약간
들기름	10g		

만드는 법

1 메밀면은 끓는 물에 3분간 삶아 찬물에 헹구고 물기를 제거한다.

2 달걀은 삶아 껍질을 제거하고 2등분 한다.

3 미나리를 다듬어 씻고, 한 입 크기로 썬다.

4 볼에 면을 담고 들기름, 설탕, 간장, 김가루를 넣고 무쳐준다.

5 면을 그릇에 담고 다듬은 미나리와 삶은 달걀을 곁들여 완성한다.

영양소 중량(g) 비율(%)	탄수화물 47.0g 45.2%	단백질 21.0g 20.2%	지방 16.0g 34.6%	열량 416.0kcal

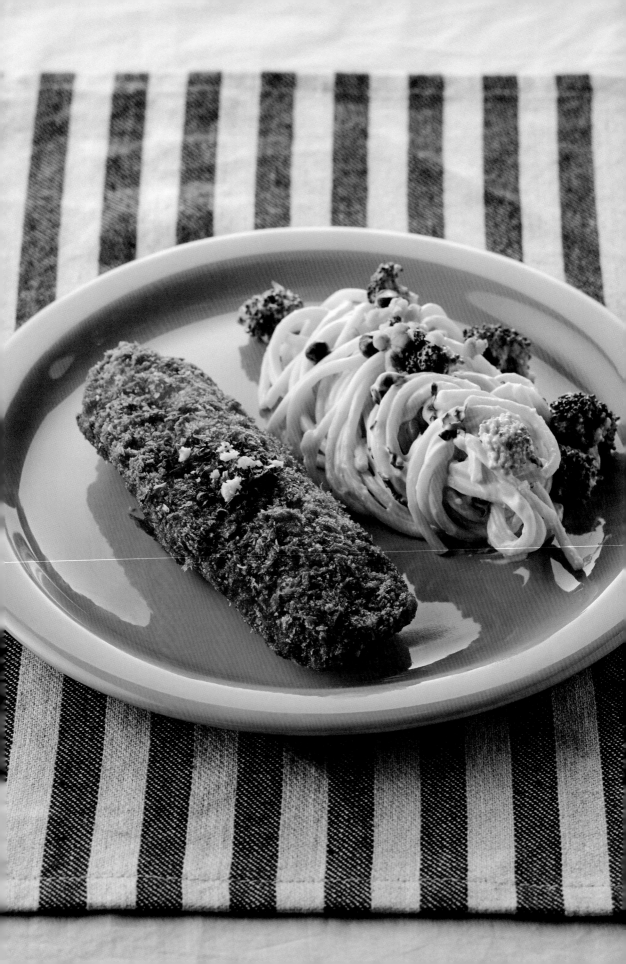

치킨커틀렛스파게티

재료(1인분)

닭가슴살	50g	밀가루	5g	요구르트소스	10g
케이퍼	2g	빵가루	약간	브로콜리	40g
딜	3g	마늘	5g	스파게티면	50g
크림치즈	5g	소금	2g	올리브오일	10g
달걀	20g	후춧가루	약간	호두	3g

만드는 법

1 닭가슴살을 칼로 다지거나 저며 얇게 펴준다.

2 랩을 깔고 잘 펴진 닭가슴살을 올린 후 케이퍼, 딜, 크림치즈를 섞어서 올리고
   말아준다.

3 잘 말아진 닭가슴살은 모양을 잡기 위해 30분 정도 냉장고에 넣어둔다.

4 닭가슴살을 감싼 랩을 벗겨내고 밀가루, 달걀물, 빵가루 순으로 묻히고 튀겨서
   치킨키에프를 만든다.

5 끓는 물에 소금을 넣고 스파게티면을 삶는다.

6 프라이팬에 올리브오일을 두르고 삶은 스파게티면, 브로콜리, 소금,
   후춧가루를 넣어 볶는다.

7 볶은 스파게티에 치킨키에프, 요구르트소스, 호두를 올려 마무리한다.

영양소 중량(g) 비율(%)	탄수화물 51.0g 45.0%	단백질 24.0g 21.2%	지방 17.0g 33.8%	열량 447.0kcal

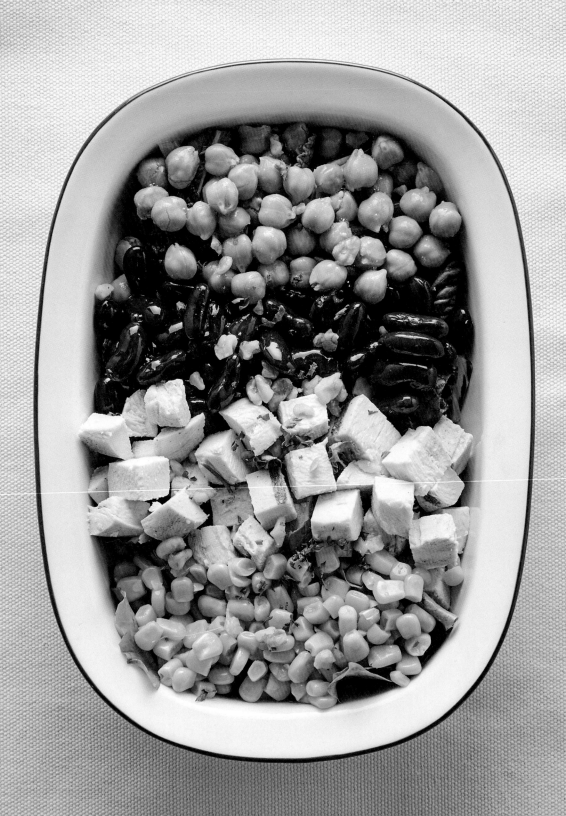

콥치킨샐러드

재료(1인분)

병아리콩(통조림)	50g	라디치오(이탈리안 치커리)	10g
키드니빈스(통조림)	50g	호두	5g
옥수수(통조림)	30g	**요거트드레싱**	
닭가슴살	20g	플레인요거트	20g
로메인	15g	올리브오일	소량
비타민채	10g	레몬즙	소량

만드는 법

1 채소는 깨끗이 씻어 물기를 털고 한 입 크기로 썰어 준비한다.

2 닭가슴살은 끓는 물에 삶아 익힌 후 먹기 좋은 크기로 자른다.

3 플레인요거트에 올리브오일과 레몬즙을 섞어 요거트드레싱을 만든다.

4 그릇에 채소와 병아리콩, 키드니빈스, 옥수수를 담고 드레싱과 호두를 올려
완성한다.

영양소 중량(g) 비율(%)	탄수화물 29.0g 47.5%	단백질 14.0g 23.0%	지방 8.0g 29.5%	열량 239.0kcal

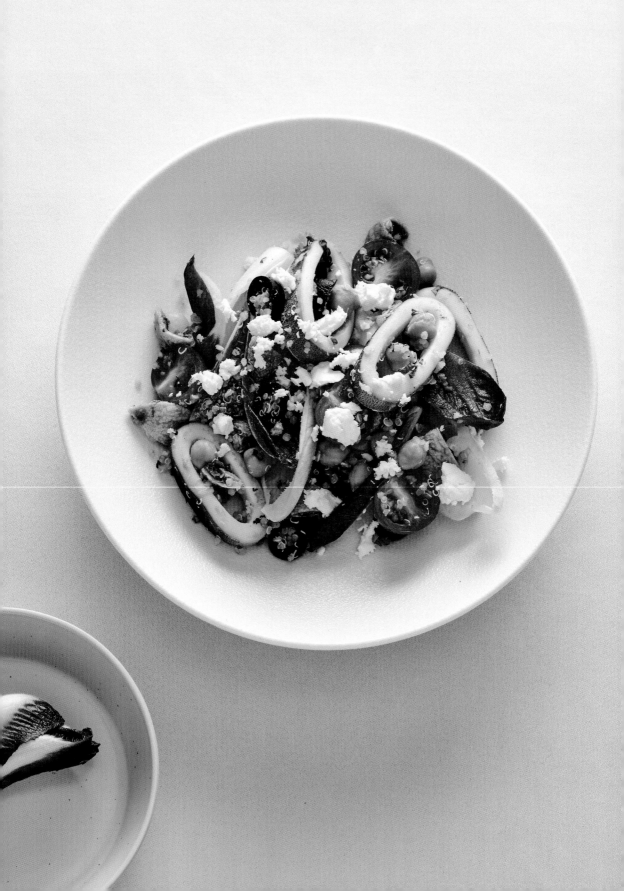

한치엔다이브샐러드

재료(1인분)

퀴노아(건)	40g	방울토마토	10g	소금	약간
무화과	40g	블랙올리브	10g	후춧가루	약간
한치	60g	페타치즈(생치즈)	20g	레몬주스	4g
적엔다이브(꽃양배추)	50g	올리브오일	10g		
병아리콩(통조림)	30g	파슬리가루	5g		

만드는 법

1 한치를 손질해 썻고 물기를 제거한다.

2 채소는 깨끗이 씻어 물기를 털고 한 입 크기로 썰어 준비한다.

3 프라이팬에 올리브오일을 두르고 잘 손질한 한치를 올려 소금, 후춧가루로
밑간을 해서 굽는다.

4 퀴노아를 끓는 물에 10분 정도 삶아 물기를 제거한다.

5 믹싱볼에 적엔다이브, 병아리콩, 페타치즈, 방울토마토, 블랙올리브, 퀴노아를
담고 올리브오일과 레몬주스를 뿌려 골고루 섞는다.

6 잘 섞은 샐러드를 접시에 담고 구운 한치를 올린다.

7 파슬리가루를 뿌리고, 무화과를 곁들여 완성한다.

영양소 중량(g) 비율(%)	탄수화물 57.0g 49.7%	단백질 24.0g 20.9%	지방 15.0g 29.4%	열량 452.0kcal

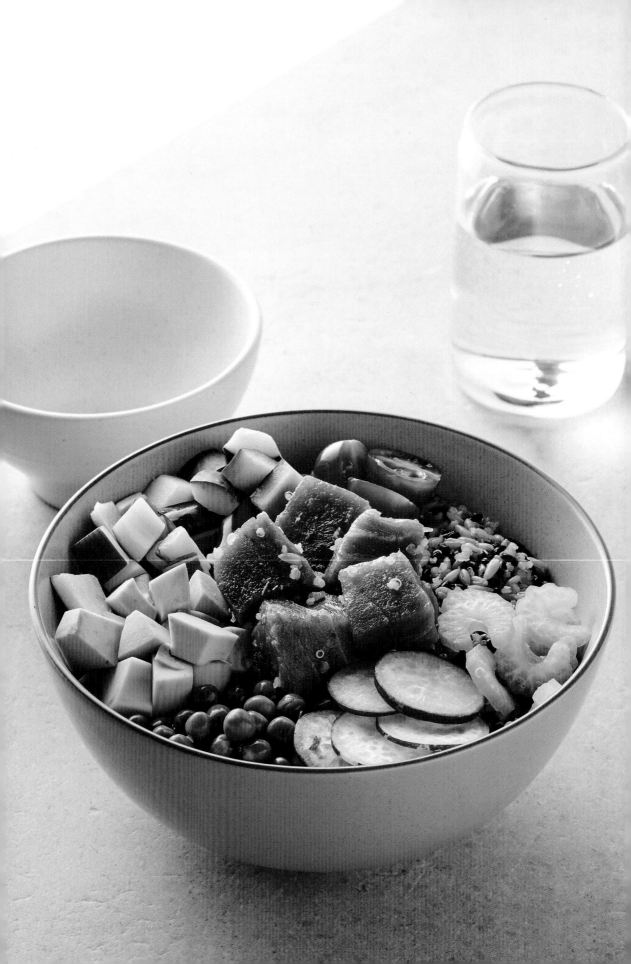

하와이안포케

재료(1인분)

귀리	30g	오이	20g
퀴노아	30g	셀러리	15g
흑미	30g	적양파	10g
참치회	80g	비트	5g
완두콩	10g	간장	3g
아보카도	30g	아마씨유	10g
파	10g	화이트와인비네거	7g

만드는 법

1 끓는 물에 소금을 넣고 귀리, 퀴노아, 흑미를 삶아서 물기를 제거한 후 믹싱볼에 섞어준다.

2 파는 잘게 썰고, 아보카도와 참치회는 2×2cm 크기로 깍둑 썰고, 오이와 셀러리는 1×1cm 크기로 깍둑 썰고, 적양파와 비트는 가늘게 채 썬다.

3 접시에 삶은 곡물밥을 담고 나머지 재료들을 담는다.

4 아마씨유와 간장, 화이트와인비네거를 뿌려 골고루 섞어서 먹는다.

영양소 중량(g) 비율(%)	탄수화물 73.0g 49.1%	단백질 33.0g 22.2%	지방 19.0g 28.7%	열량 594.0kcal

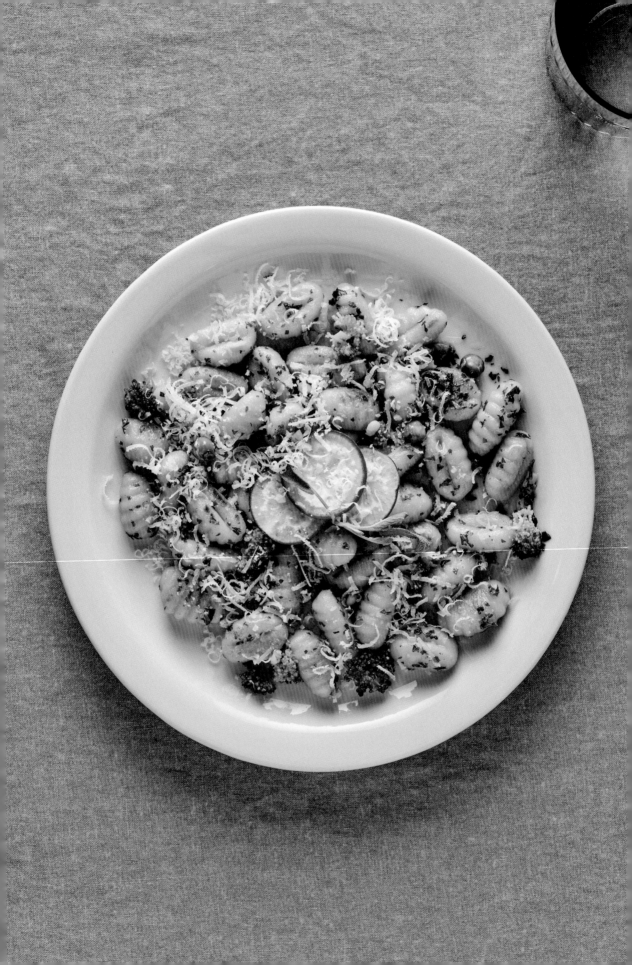

그린살사고구마뇨끼

재료(1인분)

고구마	60g	토마토	30g	그라나파다노치즈(하드치즈)	15g
밀가루	20g	세이지	10g	잣	3g
완두콩	100g	래디시	10g	올리브오일	5g
달걀	40g	소금	약간		
브로콜리	40g	백후춧가루	약간		

만드는 법

1 고구마를 알루미늄 호일에 감싸 180°C로 예열한 오븐에 15분간 굽는다.

  *삶아도 되지만 수분이 많이 생겨 반죽이 질어지니 주의한다.

2 구운 고구마는 껍질을 벗겨 적당히 식힌 후 으깬다.

3 으깬 고구마에 소금, 백후춧가루, 밀가루, 달걀을 골고루 섞어서 반죽을 한다.

4 반죽을 적당한 크기로 떼어내 가는 가래떡 모양으로 밀어준다.

5 반죽을 엄지손가락 한 마디만큼 자른다. 포크로 무늬를 장식해도 좋다.

6 중불에 프라이팬을 올리고 올리브오일을 둘러서 뇨끼를 굽는다.

7 뇨끼가 노릇노릇해지면, 세이지, 완두콩, 브로콜리 등을 넣어 함께 조리한다.

8 토마토, 잣, 얇게 썬 래디시를 추가하고 그라나파다노치즈를 강판에 갈아 위에 뿌려준다.

영양소 중량(g) / 비율(%)	탄수화물	단백질	지방	열량
	69.0g 53.6%	26.0g 20.2%	15.0g 26.2%	506.0kcal

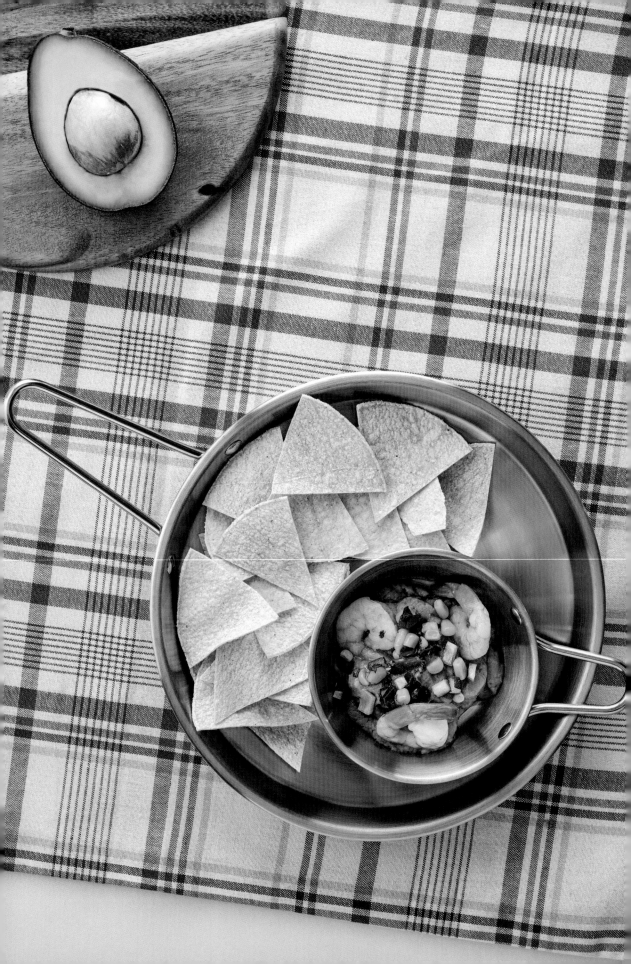

올리브살사나초

재료(1인분)

나초칩	40g	아보카도	15g
병아리콩(통조림)	60g	소금	약간
흰다리새우	40g	올리브오일	3g
올리브살사	40g	호두	3g

만드는 법

1 끓는 물에 소금을 조금 넣고 병아리콩을 삶는다.

2 과카몰레 만들기: 믹싱볼에 아보카도를 담고 으깬 후 올리브살사와 삶은 병아리콩을 넣어 골고루 섞는다.

3 프라이팬을 달구고 올리브오일을 둘러서 흰다리새우를 볶는다.

4 믹싱볼에 과카몰레, 볶은 새우, 나초칩, 호두를 함께 담는다.

영양소 중량(g) 비율(%)	탄수화물 53.0g 50.7%	단백질 20.0g 19.1%	지방 14.0g 30.1%	열량 414.0kcal

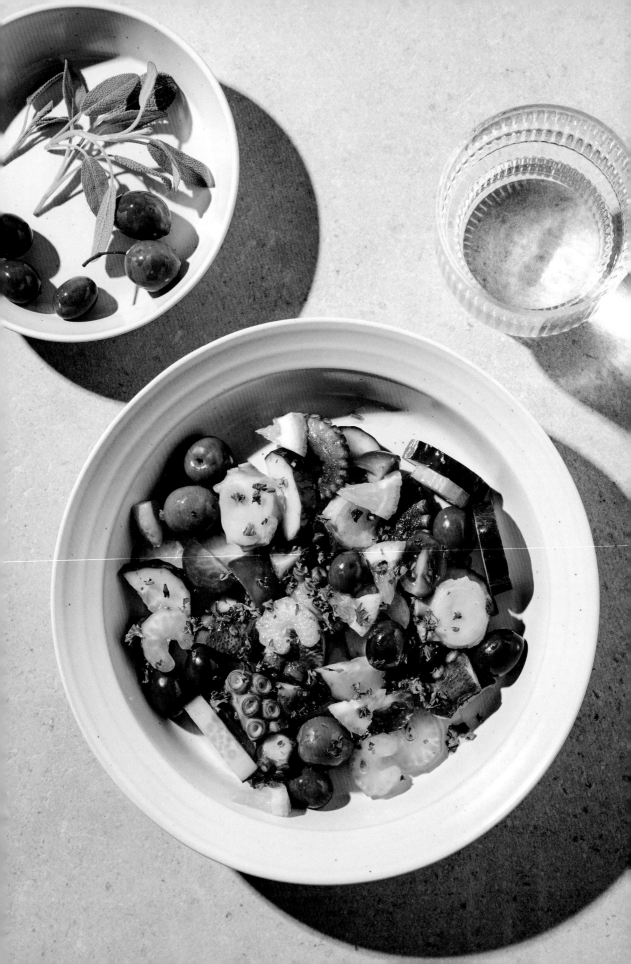

지중해식문어샐러드

재료(1인분)

문어	60g
오이	50g
셀러리	30g
올리브	20g
방울토마토	30g
파슬리가루	약간

소스

올리브오일	10g
레몬즙	5g
설탕	3g
식초	5g
소금	약간
후춧가루	약간

만드는 법

1 문어 다리는 끓는 물에 데친 후 어슷 썬다.

2 오이는 잔칼집을 넣어 소금에 절여 놓았다가 물기를 짠다.

3 셀러리는 굵은 줄기를 없애고 송송 썬다.

4 방울토마토는 깨끗이 씻어 2등분 한다.

5 소스 재료를 섞어 소스를 만든다.

6 접시에 준비한 재료를 올리고 소스를 끼얹고 파슬리가루를 뿌린다.

영양소 중량(g) / 비율(%)	탄수화물	단백질	지방	열량
	24.0g / 38.2%	14.0g / 22.3%	11.0g / 39.4%	242.0kcal

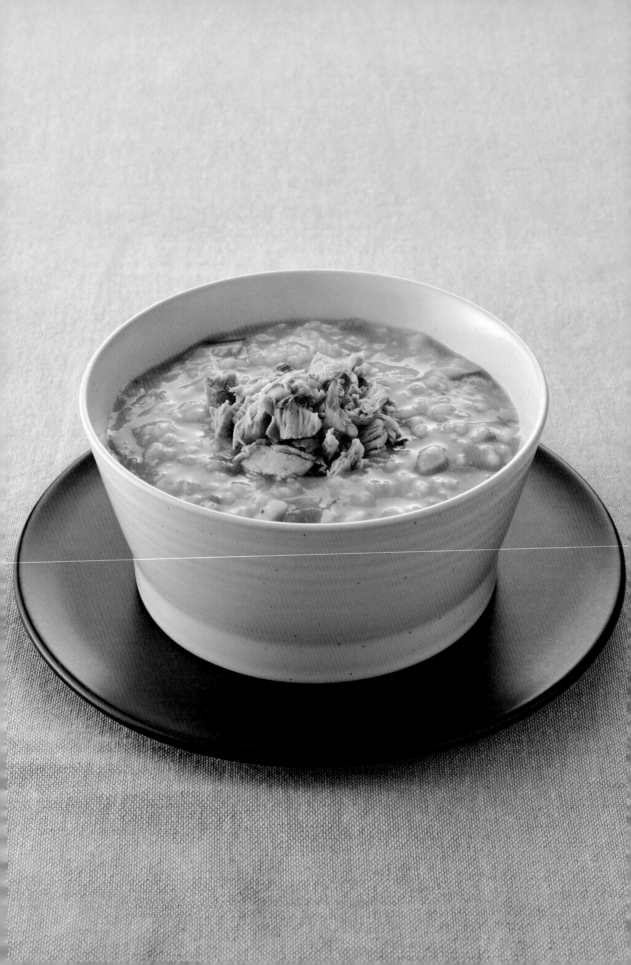

참치달걀야채죽

재료(1인분)

밥	100g	애호박	15g
달걀	30g	참기름	7g
참치	30g	멸치육수	350g
당근	10g	국간장	약간
양파	20g	소금	약간

만드는 법

1 당근, 양파, 애호박을 1×1cm로 잘게 썰어준다.

2 볼에 달걀과 참기름을 넣고 잘 풀어준다.

3 냄비에 멸치육수와 밥 그리고 미리 썰어둔 야채들을 같이 넣는다.

4 물이 끓으면 참치를 넣어주고, 끓으면서 생기는 거품은 거둬준다.

5 밥알이 어느 정도 퍼졌으면 국간장을 넣어주고 소금으로 간을 맞춘다.

6 죽의 농도가 맞춰지면 미리 풀어둔 달걀을 천천히 부으면서 저어준다.

7 달걀이 익으면 접시에 담아 완성한다.

영양소 중량(g) / 비율(%)	탄수화물	단백질	지방	열량
	38.0g 50.3%	15.0g 19.9%	10.0g 29.8%	306.0kcal

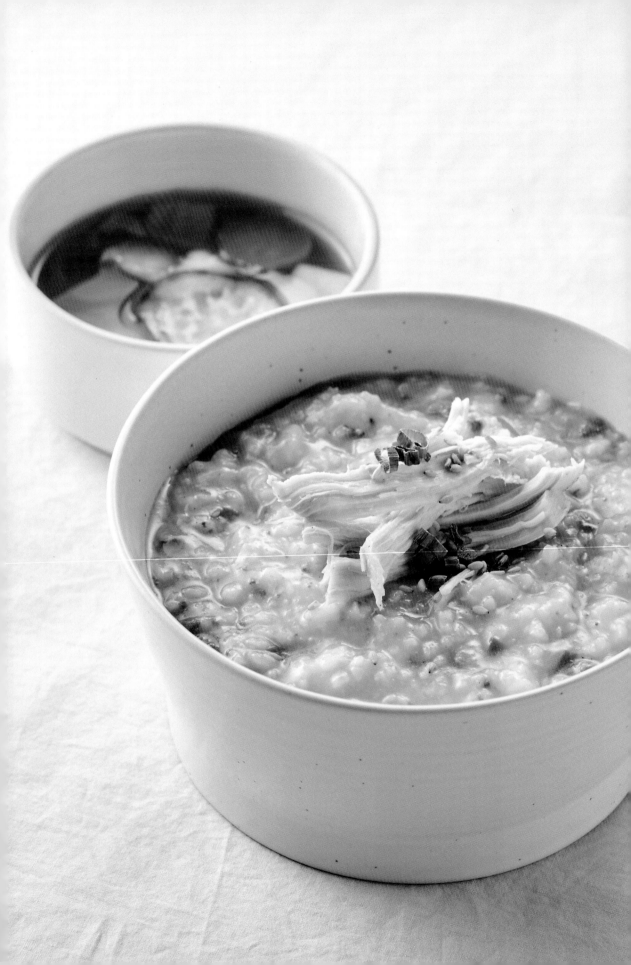

닭죽

재료(1인분)

쌀	35g	애호박	15g
닭고기	60g	대파	10g
양파	30g	통마늘	약간
당근	15g	참기름	약간
감자	30g		

만드는 법

1 쌀은 1시간 정도 불려 준비한다.

2 닭을 흐르는 물에 씻어준다.

3 냄비에 찬물(200ml)을 담고 대파와 통마늘, 닭을 넣고 끓여 닭육수를 만든다.

4 육수가 끓는 동안 채소를 잘게 다져주고, 닭이 익으면 먹기 좋게 찢는다.

5 불린 쌀은 참기름에 살짝 볶아준다.

6 ⑤에 육수와 찢은 닭, 볶은 쌀, 잘게 다진 야채를 넣고 끓인다.

영양소 중량(g) / 비율(%)	탄수화물	단백질	지방	열량
	37.0g 49.7%	15.0g 20.1%	10.0g 30.2%	310.0kcal

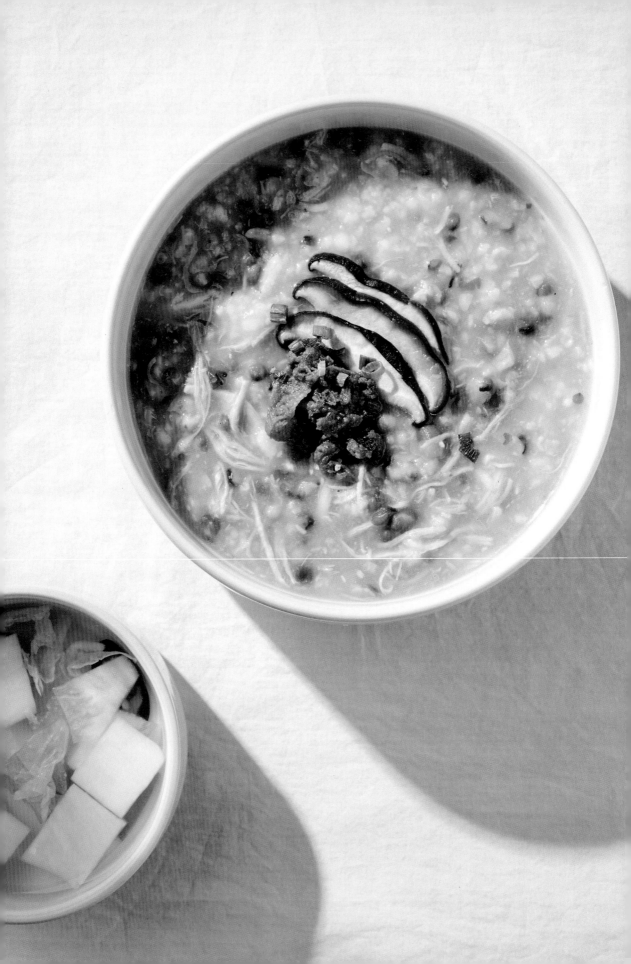

버섯소고기죽

재료(1인분)

쌀	35g	실파	5g
다진 소고기	50g	다진 마늘	5g
애호박	15g	진간장	5g
표고버섯	20g	맛술	약간
양파	35g	후춧가루	약간
당근	15g	올리브오일	약간

만드는 법

1 다진 소고기에 다진 마늘, 진간장, 맛술, 후춧가루를 넣고 살짝 버무려 밑간을 해준다.

2 야채는 잘게 다져준다.

3 냄비에 올리브오일을 두른 뒤 고기를 넣고 볶아준다.

4 미리 썰어둔 야채를 냄비에 넣고 고기와 함께 볶아준다.

5 다 볶아진 냄비에 밥을 넣고 물을 붓고 끓인다.

6 죽이 끓어오르면 약불로 줄여 물의 양이 ⅓ 정도로 줄어들 때까지 끓이고 쌀이 다 익으면 그릇에 담아 완성한다.

영양소 중량(g) / 비율(%)	탄수화물	단백질	지방	열량
	36.0g 51.2%	14.0g 19.9%	9.0g 28.8%	286.0kcal

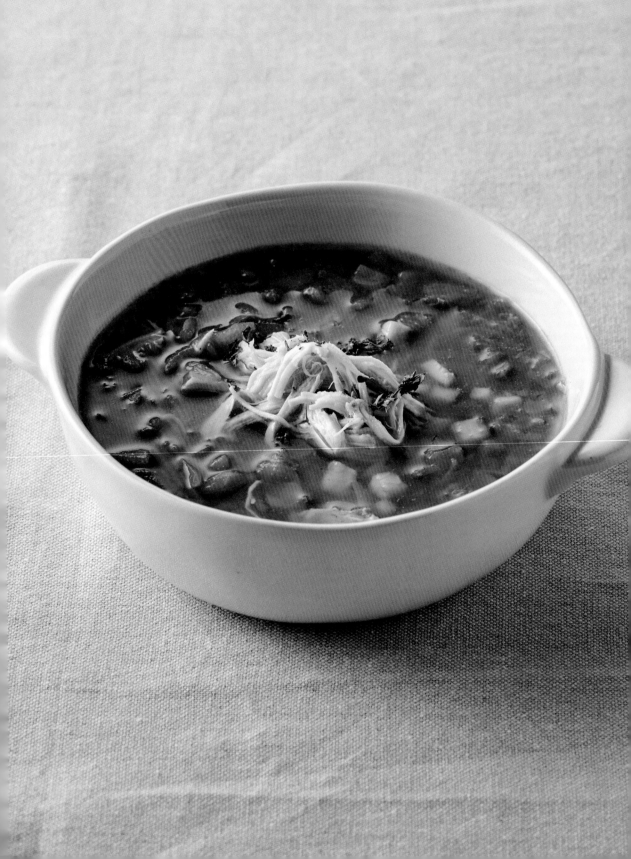

마녀수프

재료(1인분)

물	100g	렌틸콩	10g
양배추	30g	올리브오일	5g
토마토	30g	타임	약간
양파	20g	카레 가루	3g
브로콜리	20g	소금	약간
병아리콩	5g	닭다리살	15g

만드는 법

1 병아리콩과 렌틸콩은 물에 불려 준비한다.

2 양배추, 양파, 브로콜리, 토마토는 작게 깍둑 썬다.

3 팬에 닭다리살을 구워 익힌다.

4 깊은 팬에 올리브오일을 두르고 양파를 약불로 볶아준 후 병아리콩과
렌틸콩을 넣어 같이 볶는다.

5 물을 붓고 카레 가루와 소금, 채소를 넣어 센 불로 끓인다. 물이 끓으면 약불로
졸인다.

6 마지막에 토마토를 넣어 익힌 후, 타임으로 향을 더한다.

영양소 중량(g) / 비율(%)	탄수화물 18.0g 45.6%	단백질 8.0g 20.3%	지방 9.0g 34.2%	열량 155.0kcal

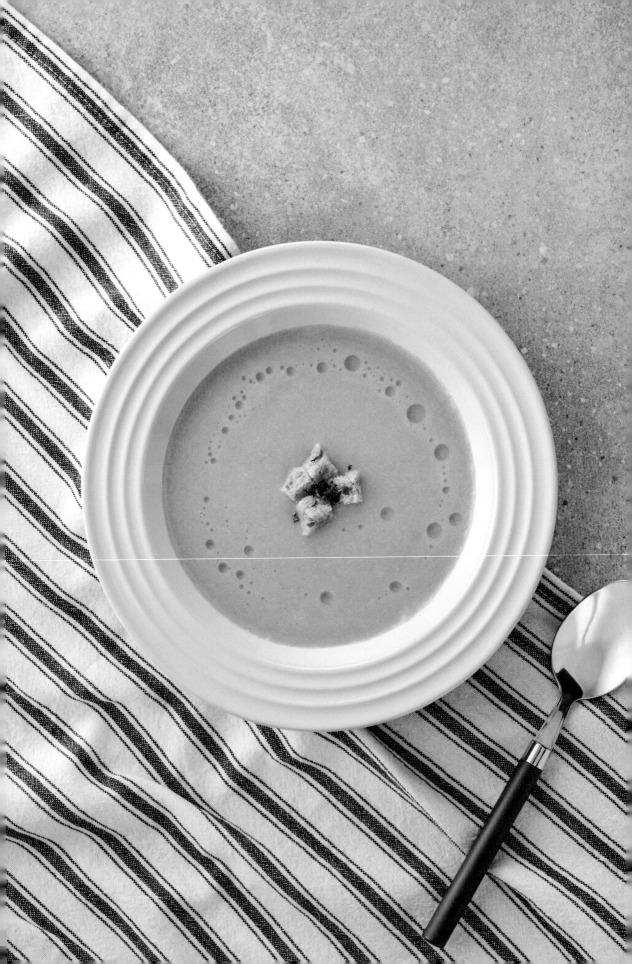

단호박수프

재료(1인분)

단호박	150g	물	100g
양파	60g	올리고당	약간
생크림	20g	소금	약간
고단백우유	150g		

만드는 법

1 단호박을 씻은 뒤 전자레인지에 넣고 5분간 익힌다.

　*가정에서 사용하는 전자레인지에 따라 상태를 확인 후 시간은 조절한다.

2 단호박의 속씨와 껍질을 제거한 뒤 조각 내어 썬다.

3 양파와 단호박을 가볍게 볶고, 물을 부어 단호박을 익힌다.

4 핸드블랜더 혹은 믹서기를 이용해 곱게 갈아준다.

5 생크림, 우유, 올리고당, 소금을 넣어 중약불에서 끓이며 농도를 맞춘다.

영양소 중량(g) 비율(%)	탄수화물	단백질	지방	열량
	33.0g 49.6%	11.0g 16.5%	10.0g 33.8%	258.0kcal

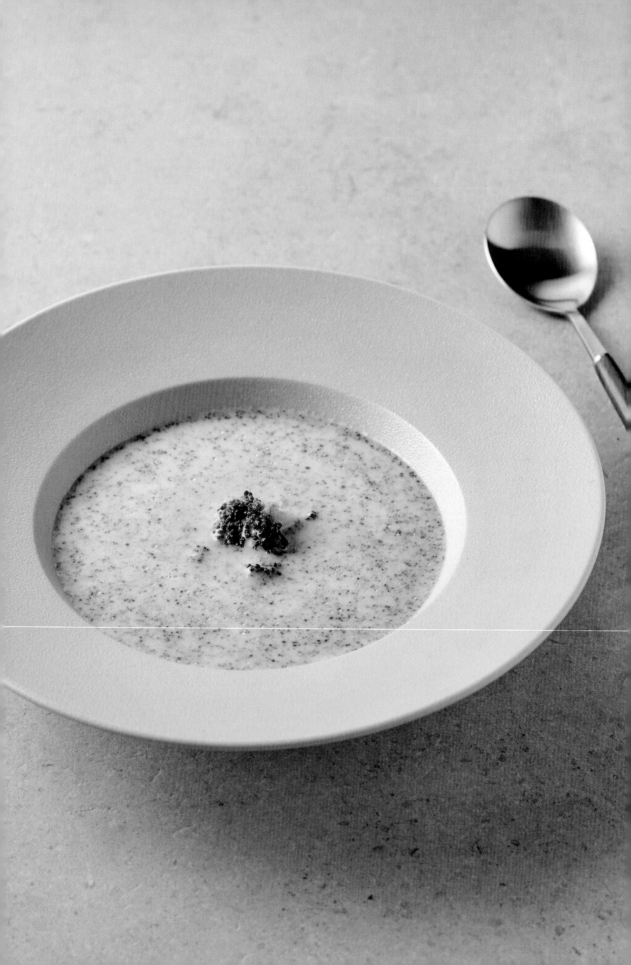

브로콜리수프

재료(1인분)

브로콜리	60g	소금	약간
우유	200g	후춧가루	약간
버터	약간	두부	50g
밀가루	10g		

만드는 법

1 브로콜리와 두부는 블랜더로 곱게 갈아준다.

2 달군 냄비에 버터와 밀가루를 넣어 볶아 화이트 루를 만든 뒤 우유를 넣고 잘 풀어 끓인다.

3 ②에 브로콜리를 넣고 끓인다.

4 ③을 믹서에 갈아 냄비에 다시 부어 끓인 뒤 소금, 후춧가루로 간한다.

영양소 중량(g) / 비율(%)	탄수화물	단백질	지방	열량
	23.0g 35.9%	14.0g 21.9%	12.0g 42.2%	254.0kcal

마라떼

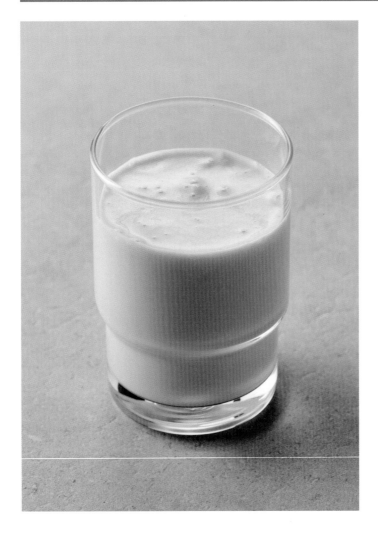

재료(1인분)

마	60g
밤	10g
우유	120g
꿀	5g
아몬드	5g
계핏가루	약간

만드는 법

1 마와 밤의 껍질을
   손질한 뒤 믹서기에
   갈기 편하게 썰어준다.
2 믹서기에 손질한 마,
   밤과 아몬드, 우유,
   꿀을 넣고 갈아준다.
3 컵에 담아 계핏가루로
   마무리한다.

영양소 중량(g) 비율(%)	탄수화물 26.0g 50.0%	단백질 8.0g 15.4%	지방 8.0g 34.6%	열량 200.0kcal

서리태바나나주스

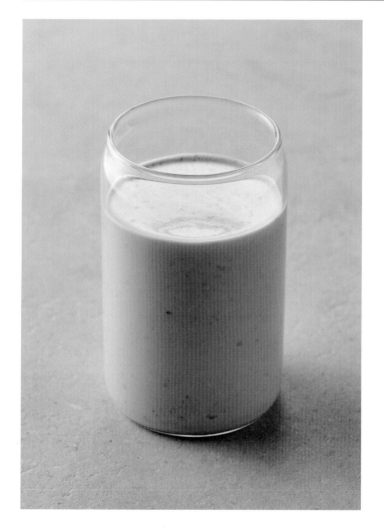

재료(1인분)

바나나	50g
서리태가루	15g
아몬드브리즈	120g
꿀	5g

만드는 법

1 바나나는 갈기 편하게
  잘라준다.

2 모든 재료를 믹서기에
  넣어 갈아준다.

영양소	탄수화물	단백질	지방	열량
중량(g) / 비율(%)	25.0g / 48.3%	11.0g / 21.3%	7.0g / 30.4%	199.0kcal

아보카도셰이크

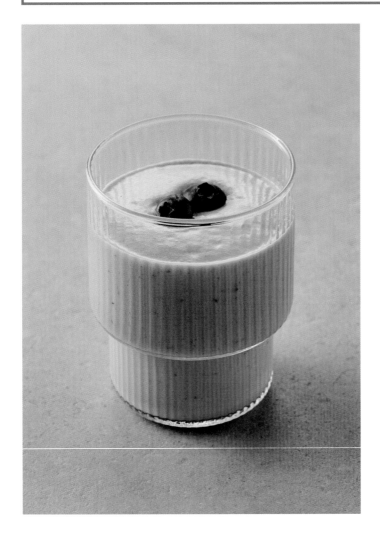

재료(1인분)

아보카도	20g
고단백우유	100g
플레인요구르트	25g
연두부	50g
케일	10g
블루베리	35g
아몬드	5g
꿀	5g

만드는 법

1 믹서기에 아보카도,
고단백우유,
플레인요구르트,
연두부, 케일, 꿀을
넣고 갈아준다.

2 ①을 볼에 담고 그 위에
견과류와 블루베리를
올려 완성한다.

영양소 중량(g) 비율(%)	탄수화물 **20.0g** **37.4%**	단백질 **11.0g** **20.6%**	지방 **10.0g** **42.1%**	열량 **201.0**kcal

두부바나나셰이크

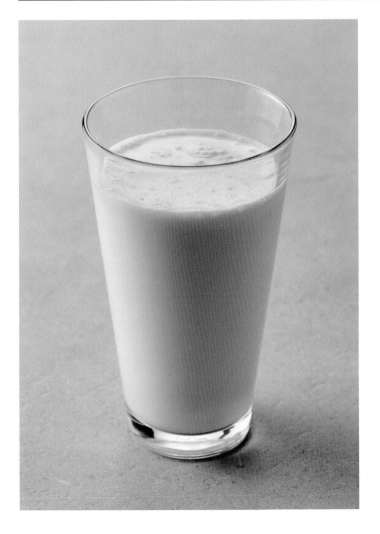

재료(1인분)

두부	100g
바나나	80g
그릭요거트	60g
우유	300g

만드는 법

1 모든 재료를 갈기 쉬운
정도로 썰어준다.
2 믹서기에 모든 재료를
넣고 갈아 완성한다.

영양소	탄수화물	단백질	지방	열량
중량(g) 비율(%)	19.0g 36.2%	11.0g 21.0%	10.0g 42.9%	202.0kcal

케일주스

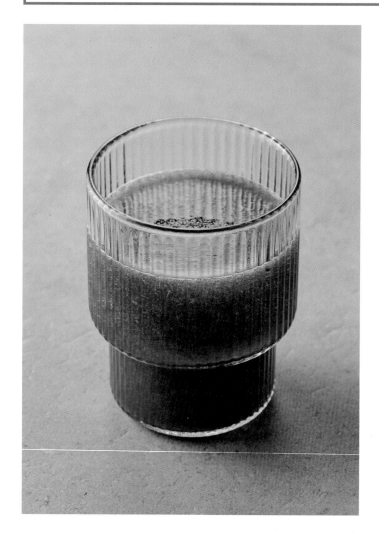

재료(1인분)

케일	20g
사과	120g
물	100g
아몬드	5g
호두	5g
단백질파우더	10g

만드는 법

1 사과와 케일을
흐르는 물에 깨끗이
세척한다.

2 사과와 케일은
믹서기에 갈기 쉽게
잘라준다.

3 믹서기에 모든
재료를 넣고 갈아
완성한다.

영양소 중량(g) 비율(%)	탄수화물 24.0g 48.0%	단백질 8.0g 16.0%	지방 8.0g 36.0%	열량 185.0kcal

양배추주스

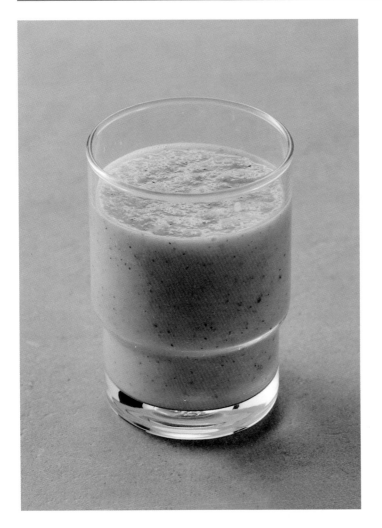

재료(1인분)

양배추	60g
아몬드브리즈	200g
브로콜리	40g
단백질파우더	5g

만드는 법

1 양배추를 흐르는
물에 씻어준다.

2 믹서기에 모든
재료를 넣고 갈아
완성한다.

영양소	탄수화물	단백질	지방	열량
중량(g) / 비율(%)	19.0g 37.3%	14.0g 27.5%	8.0g 35.3%	199.0kcal

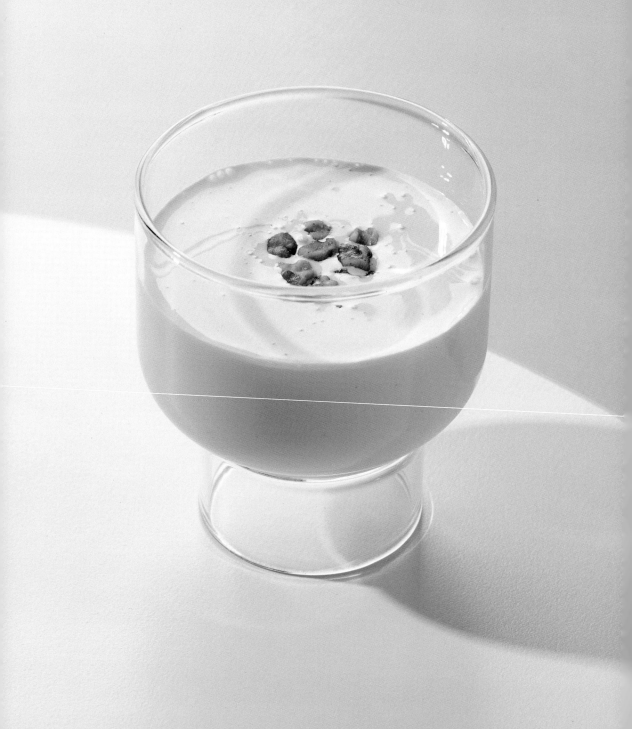

#1

무첨가두유와 호두

가볍게 허기를 해결하고 싶을 때 간단하게 무첨가두유 한잔과 호두 2알 어떠세요? 합성향료, 유화제, 증점제 같은 첨가물을 넣지 않아 콩의 고소한 맛을 그대로 느낄 수 있는 무첨가두유와 견과류 중에서도 오메가3 지방산이 많이 들어있는 호두 2알이면 순식간에 오메가3가 듬뿍 담긴 간식이 준비됩니다.

재료(1인분)

무첨가두유	190ml
호두	16g(2알)

열량	약 **150**kcal

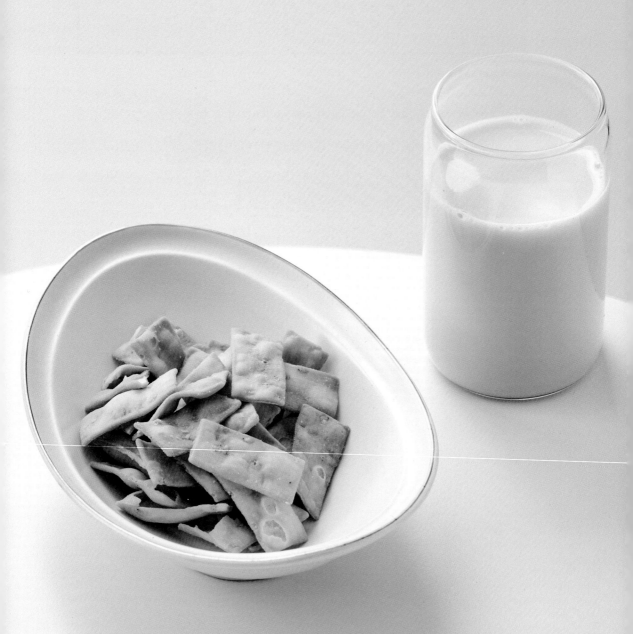

간식과 음료
#2
두부과자와 아몬드 음료

고소한 두부를 넣은 과자와 아몬드를 갈아 만든 비건 음료입니다. 요즘 주목을 많이 받고 있는 아몬드 음료는 우유에 비해 열량이 낮고 유당이 없어서 유당불내증이 있는 사람들도 부담없이 먹을 수 있습니다. 그동안 먹어왔던 자극적인 간식에 지쳤다면 두부과자와 아몬드 음료로 건강하게 간식을 챙겨보세요.

재료(1인분)

아몬드브리즈 오리지널	190ml
두부과자	20g

열량 .... 약 **150**kcal

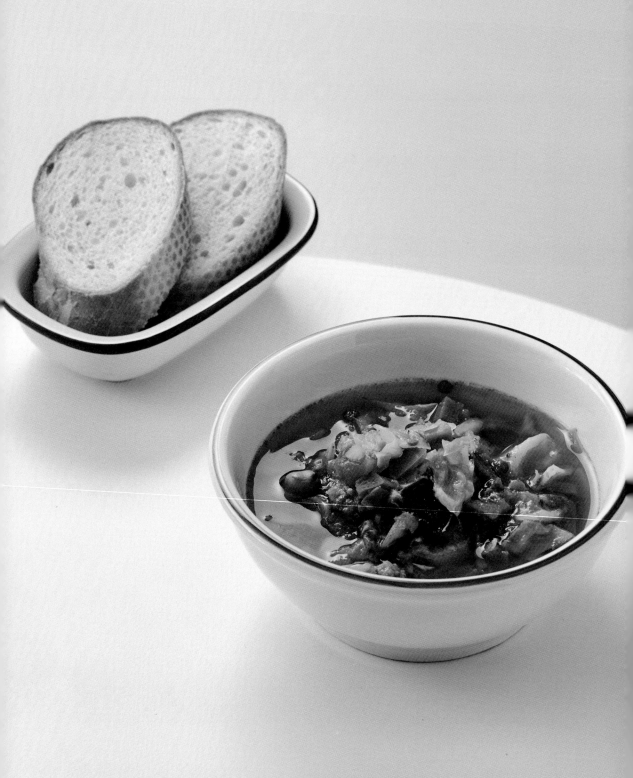

#3
마녀수프와 빵

수프와 바게트빵으로 가벼운 식사처럼 먹을 수 있는 간식입니다. 해독수프로 유명한 마녀수프를 간식으로 즐겨보세요. 채소를 풍부하게 넣어 식이섬유가 많이 들어있는 마녀수프는 열량은 낮고 포만감은 오래 유지시켜 다이어트에도 도움이 됩니다.

재료(1인분)

마녀수프	150g
바게트	35g(2조각)

만드는 법

1 마녀수프는 전자레인지 또는 냄비에 따뜻하게 데운다.

2 바게트는 그냥 또는 드라이 토스트 하여 함께 먹는다.

열량	약 **150**kcal

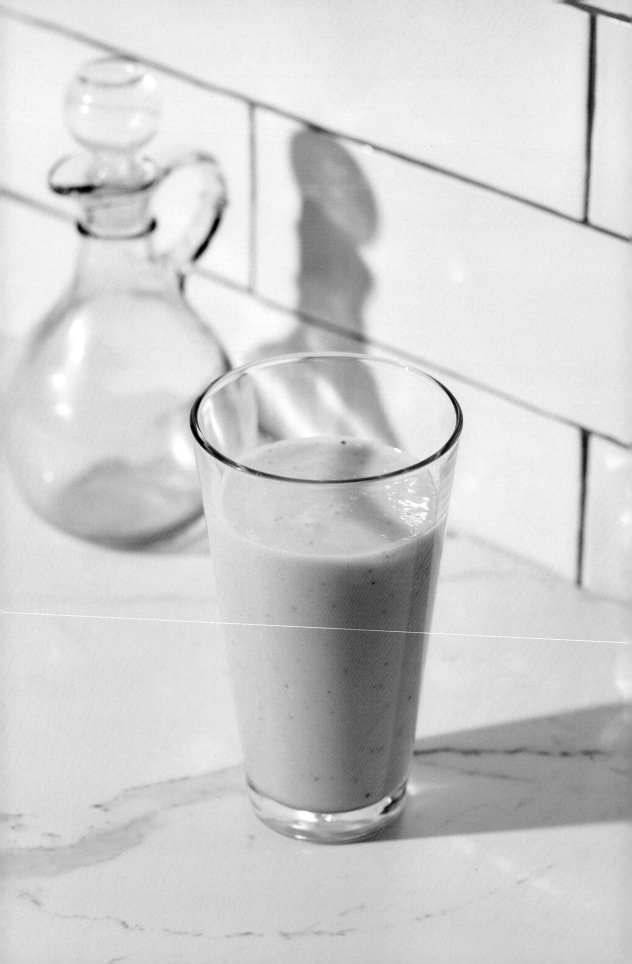

#4

딸기우유

딸기의 비타민이 그대로 살아있는 딸기우유가 먹고 싶다면? 오랜 시간 고온에서 만들어 비타민이 파괴된 과일농축액으로 만든 우유가 아닌, 생과일을 갈아 만든 딸기우유를 드셔보세요. 우유 한잔에 깨끗하게 씻은 딸기 4알을 넣고 믹서기로 갈아주면 끝. 간단하죠? 요즘은 1년 내내 딸기를 만날 수 있으니 언제든지 편하게 만들어보세요.

재료(1인분)

흰 우유	200ml
딸기	80g(4알)

만드는 법

1 믹서기에 우유와 잘 씻은 딸기를 넣어 함께 갈아준 후 마신다.

열량 .... 약 **150**kcal

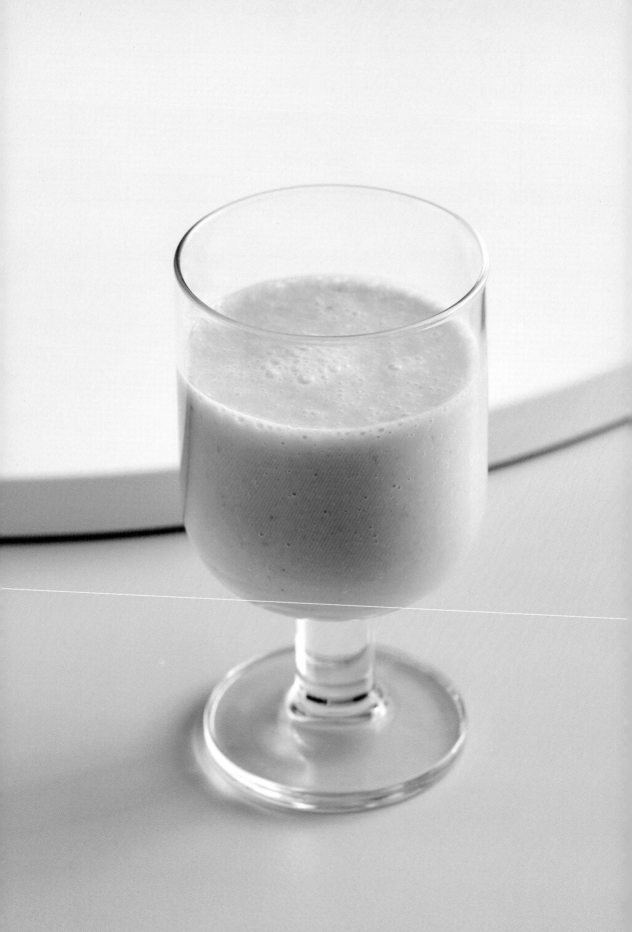

#5
고구마라떼

찬바람이 불어오는 계절에 어울리는 음료로 고구마라떼를 추천합니다. 믹서기에 따뜻하게 데운 우유와 찐 고구마를 넣고 갈아주세요. 고구마는 식이섬유가 많아 변비환자에게 좋은 음식으로 알려져 있습니다. 변비 때문에 고생하는 분들께 고구마맛 시럽을 넣은 라떼가 아닌 직접 고구마를 갈아 만든 고구마라떼를 추천합니다.

재료(1인분)

흰 우유	200ml
찐 고구마	30g

만드는 법

1 흰 우유를 따뜻하게 데워준다.

2 믹서기에 데운 우유와 고구마를 넣고 함께 갈아준 후 마신다.

열량 .... 약 **150**kcal

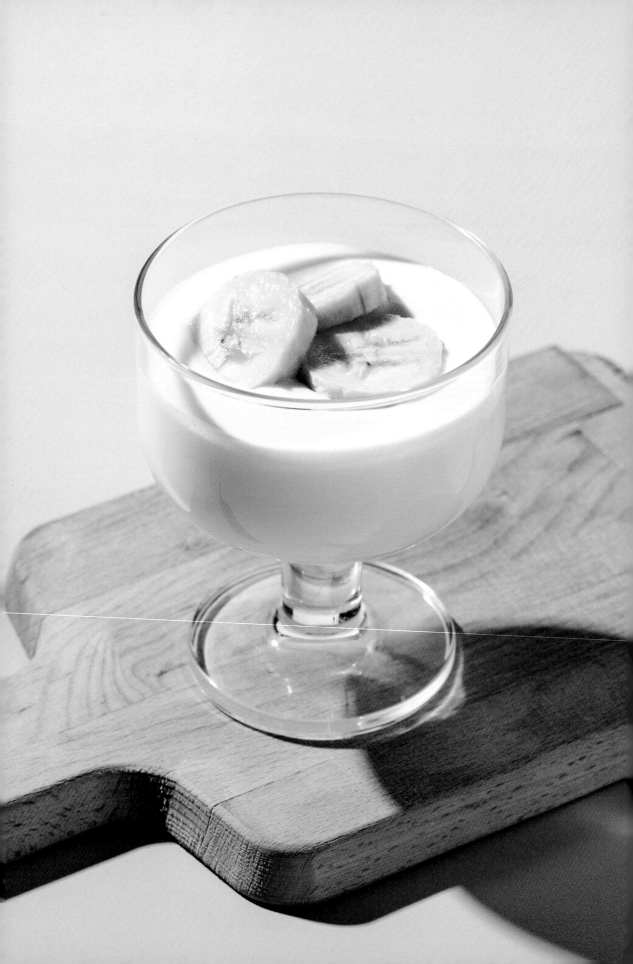

#6
바나나 담은 무가당요거트

바나나는 칼륨이 많이 함유된 과일로 유명합니다. 칼륨은 우리 몸에서 나트륨을 배출시켜 붓기를 줄여주는 역할을 담당하지요. 음식을 짜게 먹은 날 칼슘 듬뿍 무가당요거트와 칼륨 듬뿍 바나나를 함께 간식으로 드셔보세요.

재료(1인분)

무가당요거트	90g
바나나	20g

만드는 법

1 무가당요거트를 작은 볼에 담는다.
2 슬라이스한 바나나를 요거트에 담가 함께 마신다.

열량	약 **150**kcal

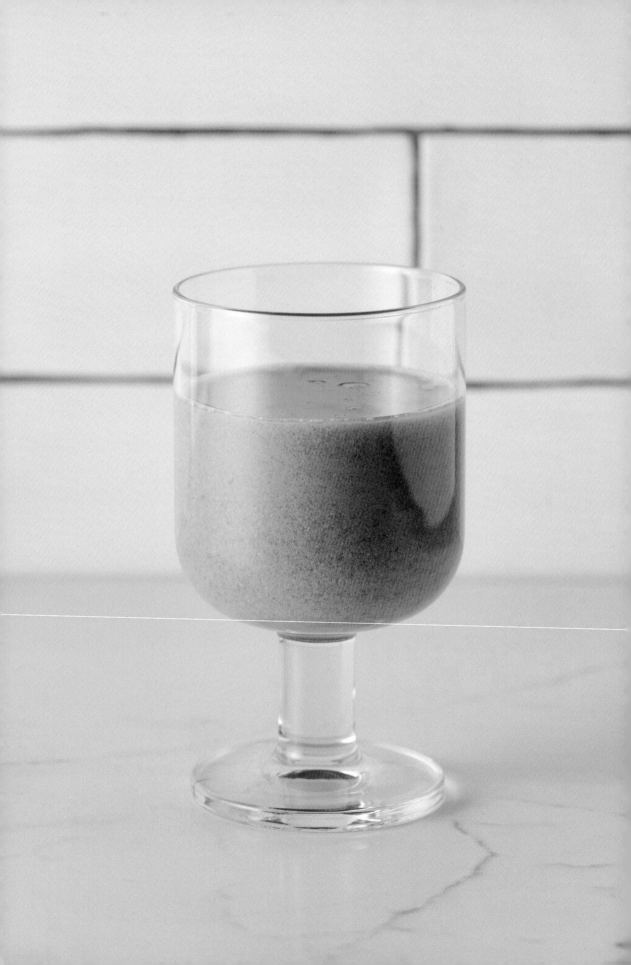

#7
키위바나나주스

식이섬유, 비타민 C, 철분, 엽산, 칼륨이 풍부하게 들어있는 키위는 팔방미인 과일입니다. 또한 키위를 함께 먹으면 소화가 잘 되고 배변활동이 원활해집니다. 이런 키위를 음료로 먹고 싶을 때, 바나나를 함께 넣어 만들어보세요. 키위와 바나나를 1:1로 넣고 탄산수를 넣어 갈아보세요. 키위의 살짝 떫은 맛을 바나나가 부드럽게 감싸주면서 맛있는 음료가 됩니다.

재료(1인분)

탄산수	150ml
바나나	40g
키위	40g

만드는 법

1 믹서기에 탄산수, 바나나, 키위를 넣고 갈아준 후 마신다.

열량 ··· 약 **150**kcal

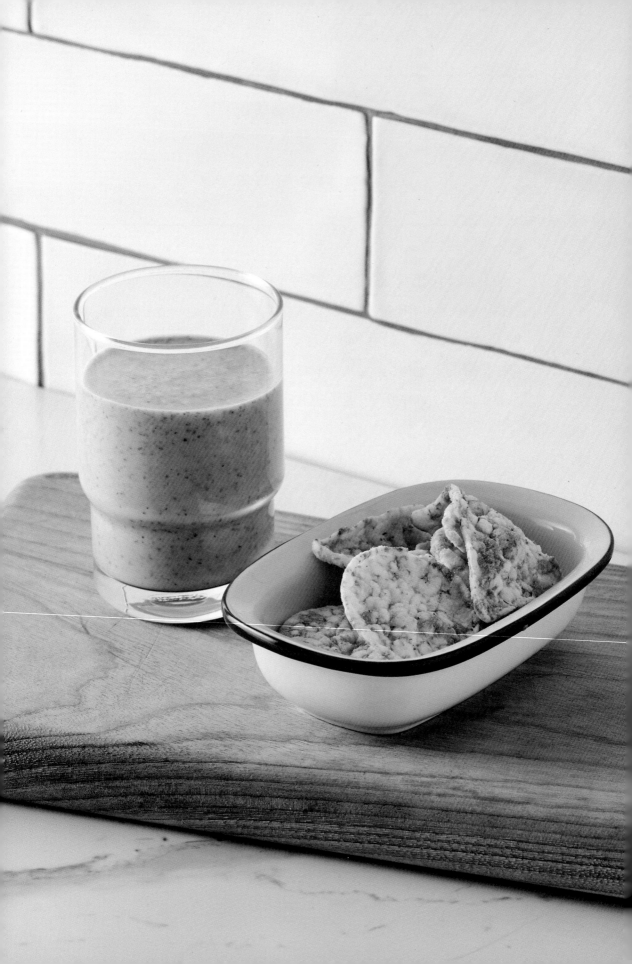

#8

무첨가검정콩두유와 현미스낵

블랙푸드의 대표격인 검정콩은 비타민 B군이 풍부합니다. 몸 안에서 항산화작용을 하는 안토시아닌과 모발 성장에 필요한 시스테인도 함유되어 있습니다. 이런 검정콩과 소금만을 넣어 만든 두유와 현미의 식이섬유가 그대로 들어있는 현미스낵으로 간식을 챙겨보세요.

재료(1인분)

무첨가검정콩두유	190ml
현미스낵	20g

열량	약 **150**kcal

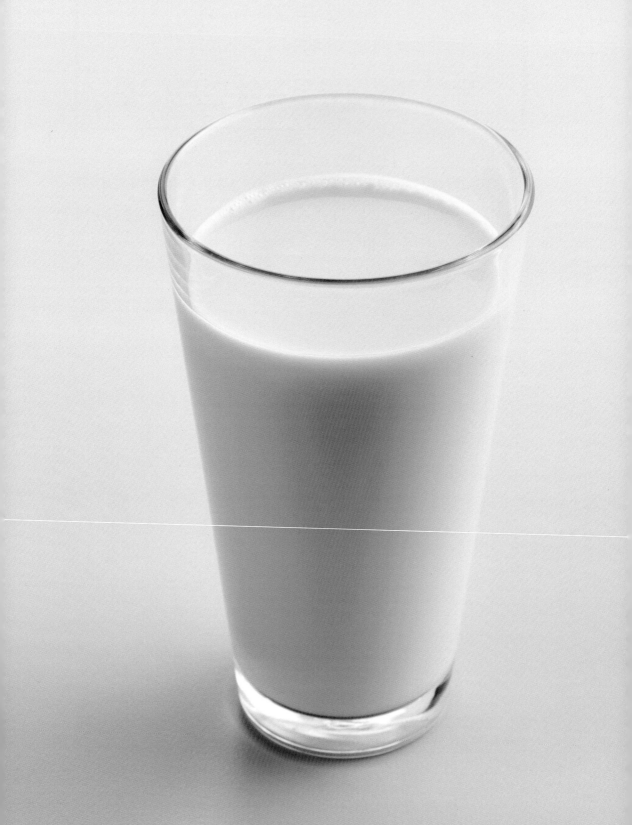

#9

단백질 듬뿍 무첨가두유

단백질은 많이 섭취하고 싶은데 먹어야 하는 양이 많아 부담된다면, 단백질만 먹고 싶은데 음료에 탄수화물도 함께 많이 들어있어 부담된다면, 무첨가두유에 단백질파우더를 넣어 적은 양의 음료로 단백질을 듬뿍 마셔보세요.

재료(1인분)

무첨가두유	190ml
단백질파우더	20g

만드는 법

1 두유에 단백질파우더를 넣어 잘 섞은 후 마신다.

열량 .... 약 **150**kcal

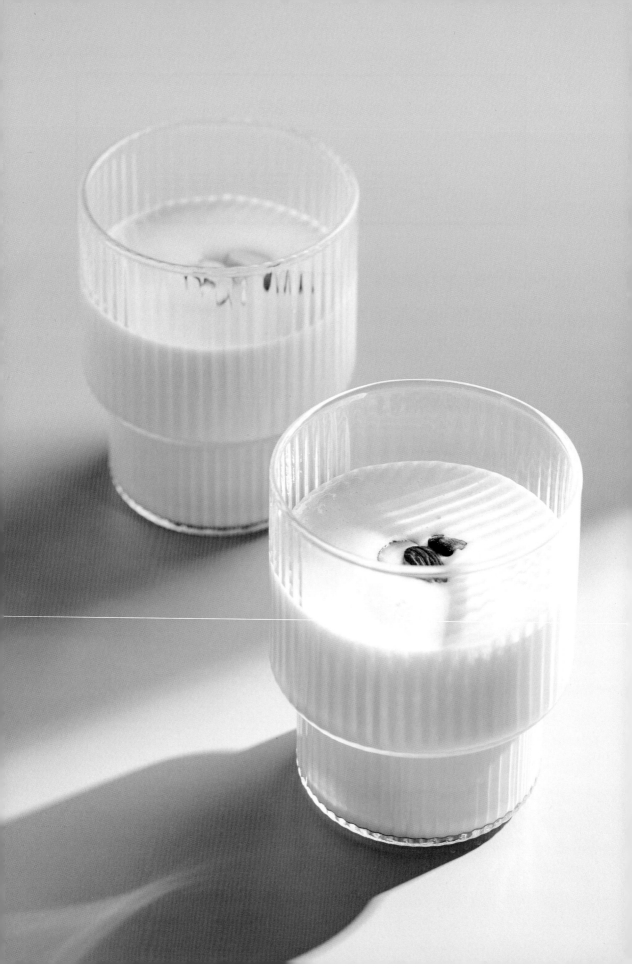

#10

두부오트밀 음료

식물성으로 단백질을 보충하고 싶을 때, 두부만한 재료가 없죠. 갱년기 여성들에게 적극 추천하는 두부를 이용한 음료를 추천합니다. 베타글루칸과 칼슘 함량이 높은 오트밀로 만든 오트밀 음료에 두부와 아몬드를 넣고 갈아주세요. 고소한 맛을 담당하는 아몬드는 불포화지방산과 피로회복에 도움이 되는 비타민 B군이 풍부하게 함유되어 있어요.

재료(1인분)

어메이징오트 오리지널	190ml
두부	40g
아몬드	8g(7알)

만드는 법

1 믹서기에 어메이징오트, 두부, 아몬드를 넣고 함께 갈아준 후 마신다.

열량	약 **150**kcal

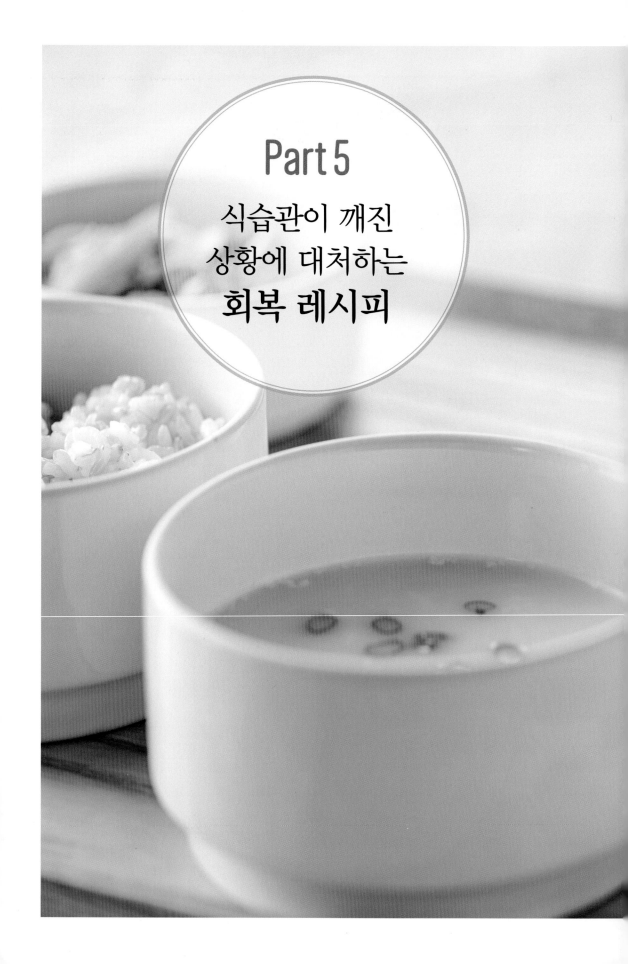

Part 5

식습관이 깨진 상황에 대처하는
회복 레시피

어려운 치료의 항해를 무사히 끝내고, 이제 새로운 항구에서 마음을 굳게 먹고, 좋은 생활습관을 지키며 예전보다 더 건강한 몸을 만들어야 합니다. 특히 식습관은 건강한 생활습관 중 가장 중요합니다. 앞 장에 소개된 메뉴들을 참고하여 필요한 영양소들의 과부족 없이 일정한 양으로 규칙적으로 먹는 습관을 들이도록 합시다. 그러나 때로는 어쩔 수 없이 습관이 깨지는 경우가 발생합니다. 파트 5에서는 일상에서 잘 유지하던 식생활을 흔드는 상황이 발생한 경우, 몸을 회복할 수 있는 최선의 메뉴를 소개하겠습니다. 이 메뉴를 참고하여 상황을 잘 극복하길 바랍니다.

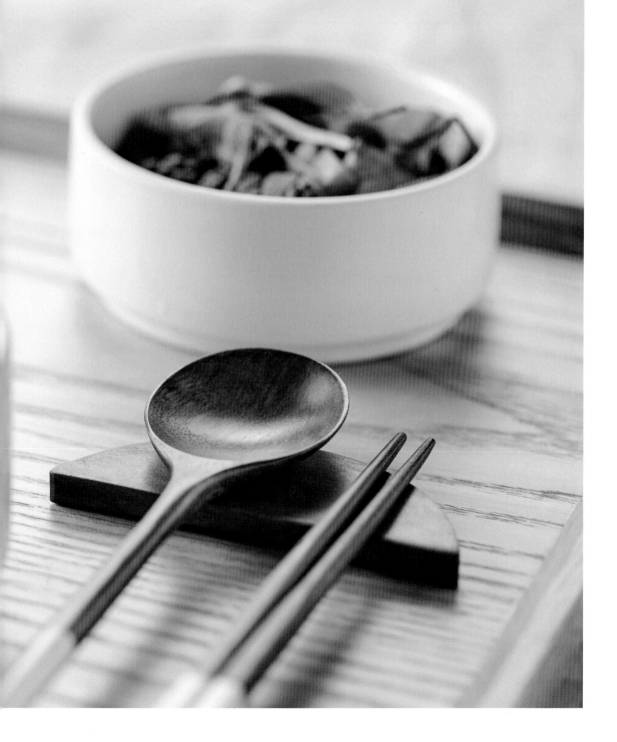

응급 처방 식사			
다양한 상황	메뉴1	메뉴2	메뉴3
1. 짜게 먹은 날	검은콩국수	방울토마토시래기덮밥	대구맑은탕 검은콩밥 양배추파무침
2. 피로감이 심할 때	장어탕 백김치	낙지깍두기볶음밥	소고기청경채볶음 보리밥 오이부추무침
3. 활동량이 많았던 날	돼지고기떡찜 병아리콩밥 동치미	브로콜리쉬림프 알리오올리오 파스타	삼색소보로덮밥 열무김치
4. 요리하기 싫은 날	그릭요거트샌드위치	영양 음료	특수 의료용도 식품- 암 환자용 식단
5. 소화가 안되는 날	전복내장죽 동치미	소고기야채죽 매실장아찌무침	두부함박스테이크 퀴노아밥 배추김치
6. 체중 감량이 나타날 때	베이컨라이스그라탕	새우멘보샤 오이피클	갈릭콘치즈토스트
7. 체중 증가가 시작될 때	연어포케	채소달걀김밥	두부완두된장볶음 현미밥

1. 짜게 먹은 날

조심 조심 먹다가도, 여러 가지 이유로 평소보다 짜게 먹는 날이 있지요. 다 이해합니다. 흔히들 밥도둑 반찬들이죠. 게장, 젓갈 반찬, 곰삭은 장아찌, 된장찌개, 김치찌개, 김치라면 등, 먹고 나면 처음엔 좋지만 불안감이 스멀 스멀 밀려옵니다.

짜게 먹는 것이 건강상 문제가 되는 이유는 크게 두 가지입니다. 첫째, 짜게 먹는다는 것은 나트륨 섭취가 많아진다는 것을 의미합니다. 나트륨 섭취가 많아지면 혈압 조절도 안될 뿐 아니라 부종의 원인이 되기도 합니다. 둘째, 짠 음식들은 밥도둑 반찬들입니다. 밥의 섭취도 많아진다는 의미입니다. 즉, 체중 조절에 실패할 확률이 높아지죠. 짜게 먹어 나트륨을 과도하게 섭취했다면, 몸 밖으로 빠르게 배출시키는 것이 좋습니다. 다행히도 칼륨이라는 영양소 성분이 나트륨을 배출시키는 데 도움이 됩니다. 즉, 칼륨이 함유된 식품과 함께 먹으면 좋습니다. 어쩔 수 없이 짜게 먹었다면, 다음 끼니에 칼륨이 많이 함유된 한 끼 식사 어떨까요?

칼륨 함유량이 높은 식품

식품명	무게(g)	목측량	칼륨 함량(mg)
시금치	70	익혀서 1/2컵	691
감자	180	소 1개	741
고구마	100	중 1개	357
바나나	120	중 1개	426
방울토마토	250	중 1개	523
단호박	100	익혀서 1/2컵	419
검정콩	20	2큰스푼	370
곶감	50	중 1개	276
미나리	70	익혀서 1/2컵	268
땅콩	10	10개	80

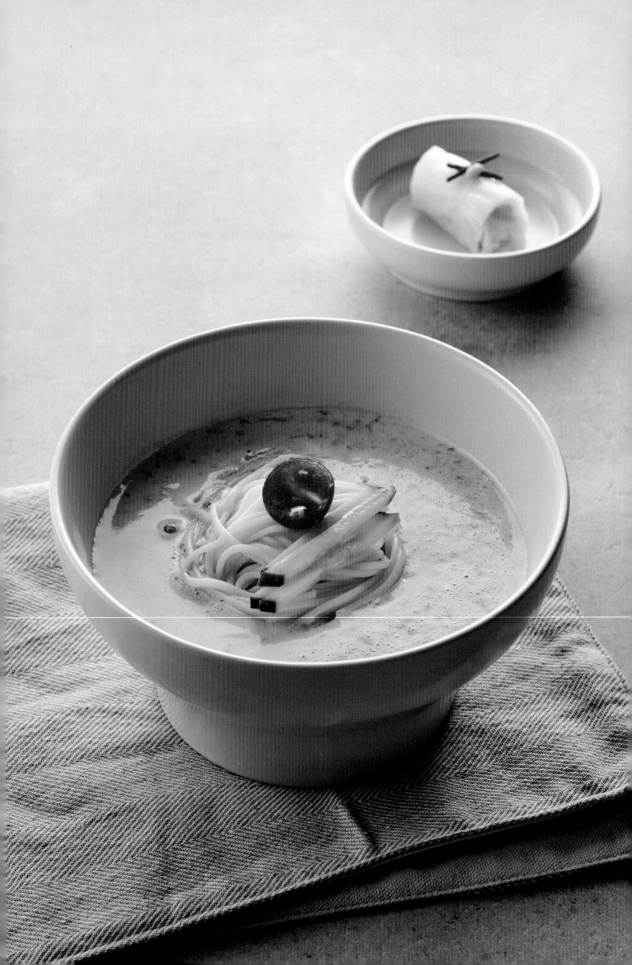

#1

검은콩국수

재료(1인분)

검은콩(서리태)	50g	오이	30g
볶은 땅콩	15g	방울토마토	10g
검정깨	5g	소금	2g
중면	50g	물	100g

만드는 법

1 검은콩을 깨끗이 씻어 물에 담가 반나절 불린다.

2 냄비에 콩이 잠길 정도로 물을 붓고 약불에서 삶아서 건진다.

　*국물은 식힌 다음 콩 갈 때 사용한다.

3 콩이 식으면 믹서기에 삶은 콩, 콩물, 검정깨, 소금, 땅콩을 넣고 곱게
　갈아준다.

4 끓는 물에 중면을 삶은 다음 건져 찬물로 헹군 다음 체에 밭쳐 물기를 빼준다.

5 오이는 채 썰고, 방울토마토를 오이 위에 올려준다.

영양소	탄수화물	단백질	지방	열량
중량(g) / 비율(%)	57.0g / 45.1%	30.0g / 23.9%	17.0g / 30.9%	507kcal

#2
방울토마토시래기덮밥

재료(1인분)

불고기		현미밥	
불고기용 소고기(우둔살)	75g	찹쌀현미	15g
소불고기 양념		백미	20g
간장	10g	방울토마토시래기볶음	
설탕	5g	데친 시래기	75g
다진 마늘	5g	올리브오일	5g
참기름	5g	쌈장	10g
		방울토마토	40g

만드는 법

1 현미와 백미를 잘 씻은 다음 밥을 짓는다.

2 소고기를 소불고기 양념에 30분 정도 재웠다가 프라이팬에 구워준다.

3 달군 프라이팬에 올리브오일을 두르고 시래기를 익을 정도로 볶다가 쌈장을 넣고 잠시 더 볶고, 쌈장이 골고루 버무려졌다 싶어졌을 때 방울토마토를 넣고 조금 더 볶은 뒤에 불을 끈다.

4 그릇에 밥을 담고 위에 방울토마토시래기덮밥을 얹어준다.

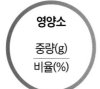

영양소 중량(g) 비율(%)	탄수화물 48.0g 46.9%	단백질 20.5g 20.0%	지방 15.0g 33.0%	열량 418kcal

대구맑은탕

재료(1인분)

대구맑은탕		생강즙	2g	참기름	3g
생대구	80g	미림	7g	깨	2g
미나리	20g	소금	2g	**양념장**	
무	30g	검은콩밥		고추장	3g
대파	10g	백미	38g	설탕	4g
표고버섯	10g	서리태(건)	10g	사과식초	3g
멸치	2마리	양배추파무침		고춧가루	2g
다시마	1쪽	양배추	30g	물	4g
다진 마늘	10g	파	25g		

만드는 법

〈밥짓기〉

1 서리태를 반나절 물에 담가 불려준다.

2 백미를 잘 씻은 다음 불린 서리태를 넣고 밥을 짓는다.

〈대구맑은탕〉

1 지느러미를 제거한 생대구를 잘 씻은 다음 5cm 두께로 잘라준다.

2 무는 4×4×1cm 크기로 나박 썬다.

3 대파와 미나리는 5cm 길이로 썰어준다.

4 냄비에 물을 붓고 멸치, 다시마를 넣고 우린 다음 건져준다.

5 육수에 무를 넣고 끓이다가 대구를 넣고 마늘, 생강즙, 미림, 소금을 넣고 끓인다.

6 표고버섯을 넣고 5분 정도 더 끓이다가 미나리, 대파를 넣고 한소끔 더 끓인 다음 불을 끈다.

만드는 법

〈양배추파무침〉

1 양배추와 파를 깨끗이 씻은 후 채를 썬다.

2 양념재료를 넣고 물을 넣어 질편한 정도의 양념장을 만든다.

3 양배추와 파에 양념장을 넣어 잘 비벼주고 마지막에 참기름을 넣고 버무린다.

4 그릇에 담고 깨를 뿌려준다.

영양소 중량(g) 비율(%)	탄수화물 **54.0**g **57.4**%	단백질 **26.0**g **27.1**%	지방 **7.0**g **15.5**%	열량 **375.0**kcal

2. 피로감이 심할 때

계절이 바뀔 때, 또는 평소보다 활동량이 많은 날이 많아지면 에너지가 고갈되고 체력이 떨어지는 느낌이 들 때가 있습니다. 그럴 때 비타민 등 영양제 보충을 생각하지만, 더 중요한 영양소가 있습니다. 바로 단백질입니다. 특히 필수아미노산의 종류가 부족하지 않은 양질의 단백질 식품의 섭취량을 늘려보세요. 우리 몸에 생리 활성에 필요한 호르몬, 효소, 면역세포 등의 재료가 바로 단백질이거든요. 적절한 양의 단백질이 공급되어야 근육도 빠르게 합성되어 지치지 않게 하고 특히 간 기능 강화에도 도움이 되어 피로가 빨리 회복될 수 있게 합니다. 그래서 피로회복에 도움이 되는 단백질 급원 식재료들로 한끼 밥상을 준비하였습니다. 든든하게 한 끼 식사를 먹고 조금만 휴식을 취하세요. 다시 힘차게 움직일 수 있을 거예요.

단백질 8g을 먹기 위한 단백질 식품의 양

분류	식품명	무게(g)	분량
생선	연어	50	소 1토막
	임연수	50	소 1토막
	고등어	50	소 1토막
	갈치	50	소 1토막
	오징어	50	몸통 1/3등분
	꽁치	50	소 1토막
	황태	50	소 1토막
	참치	50	소 1토막
	대구	50	소 1토막
	깐 새우	50	1/4컵
알류	달걀	55	중 1개
	메추리알	40	5개
콩·두부	검정콩	20	2큰술
	순두부	80	1/5모
	두부	200	1/2봉
육류	닭고기(껍질 없는 살코기)	40	소 1토막
	돼지고기(기름기 없는 살코기)	40	로스용 1장(12×10cm)
	소고기(기름기 없는 살코기)	40	로스용 1장(12×10cm)

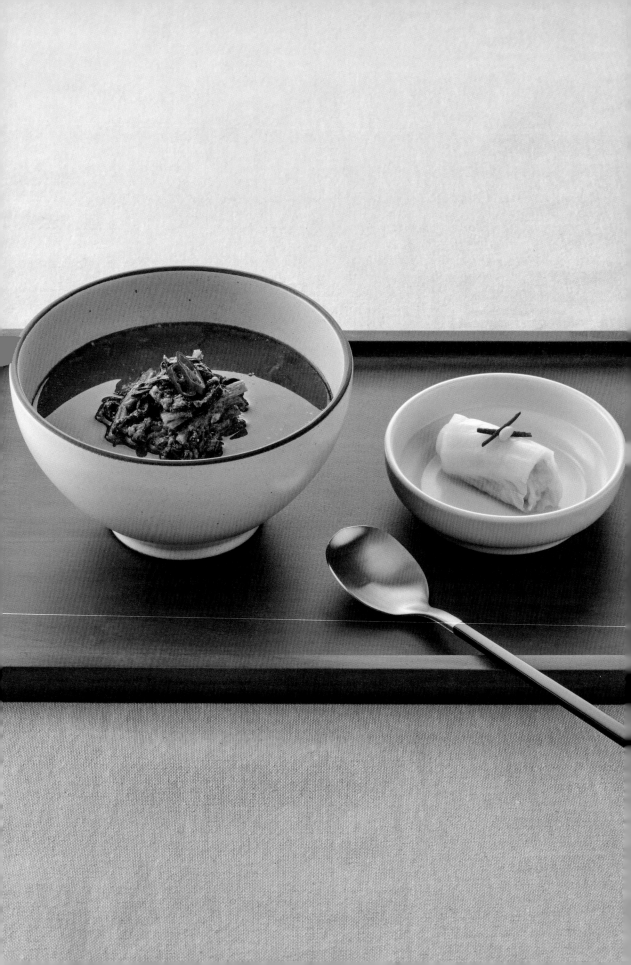

#1
장어탕

재료(1인분)

장어탕		식용유	5g	후춧가루	조금
장어	50g	다진 마늘	3g	잡곡밥	
참기름	2g	고춧가루	5g	백미	50g
대파	15g	멸치	7g	차조	20g
국간장	10g	다시마	5g	백김치	
콩나물	75g	깻잎	10g	백김치	30g

만드는 법

〈밥짓기〉

1 백미와 차조를 잘 씻어 밥을 짓는다.

〈장어탕〉

1 냄비에 물 550ml와 멸치와 다시마를 넣고 육수를 끓인다.

2 장어를 깨끗이 씻어 3.5cm 크기로 자른다.

3 대파는 어슷 썰고, 깻잎은 2cm 두께로 썬다.

4 예열한 프라이팬에 식용유와 참기름을 두르고 다진 마늘, 대파 절반을 넣고 볶아
먼저 향을 내준 후 고춧가루를 넣고 볶는다.

5 장어를 넣고 볶다가 장어가 거의 익으면 국간장을 넣고 볶는다.

6 ①에서 만든 육수 500ml를 넣고 끓인다.

7 국물이 팔팔 끓으면 씻은 콩나물을 넣고 끓인다.

8 콩나물이 다 익으면 남은 대파와 깻잎을 넣고 끓인 후 후춧가루로 살짝 간을 한다.

영양소	탄수화물	단백질	지방	열량
중량(g) / 비율(%)	64.0g / 49.8%	30.0g / 21.6%	16.0g / 28.6%	520kcal

#2
낙지깍두기볶음밥

재료(1인분)

현미밥	140g	포도씨유	6g	**기타**	
낙지	125g	**양념장**		굵은 소금	반 주먹
청피망	20g	양조간장	7g	오이피클	
양파	20g	고추기름	5g	오이피클	30g
당근	10g	설탕	3g		
깍두기	50g	참기름	5g		

만드는 법

1 청피망, 양파, 당근을 잘 씻은 다음 1.5×1.5cm 크기로 깍둑 썬다.

2 낙지를 굵은 소금으로 잘 비빈 후 물에 잘 헹군 다음 체에 받쳐 물기를 뺀다.

3 예열된 프라이팬에 포도씨유를 두르고 채소를 볶다가 낙지와 양념장을 넣고 볶은 다음 깍두기를 넣고 살짝 더 볶는다.

4 낙지가 어느 정도 익으면 현미밥을 넣고 함께 볶는다.

5 낙지와 깍두기가 잘 익으면 접시에 담는다.

영양소 중량(g) 비율(%)	탄수화물 63.0g 50.9%	단백질 23.0g 18.4%	지방 17.0g 30.7%	열량 507kcal

피로감이 심할 때
#3
소고기청경채볶음

재료(1인분)

소고기청경채볶음		대파	5g	부추	20g
소고기(안심)	80g	간장	5g	양파	10g
참기름	2g	다진 마늘	3g	당근	5g
청경채	50g	식용유	3g	통깨	2g
양파	20g	**보리밥**		**양념**	
굴소스	2g	백미	50g	다진 마늘	3g
통깨	2g	보리	20g	고춧가루	2g
소금	조금	**오이부추무침**		멸치액젓	2g
후춧가루	조금	오이	30g	설탕	2g

만드는 법

〈밥짓기〉

1 백미와 보리를 잘 씻어 30분간 불렸다가 밥을 짓는다.

〈소고기청경채볶음〉

1 소고기는 1.5cm 두께로 먹기 좋게 썰어 소금, 참기름, 후춧가루 약간으로
   밑간한다.

2 청경채는 깨끗이 씻어 체에 밭쳐 물기를 뺀다.

3 대파는 어슷 썰고, 양파는 1cm 두께로 썬다.

4 달군 프라이팬에 식용유를 두르고 소고기를 먼저 볶다가 양파, 대파를 넣고 함께
   볶는다.

5 간장, 굴소스, 다진 마늘을 넣고 볶는다.

6 고기가 거의 익어갈 때 청경채를 넣고 볶는다.

7 그릇에 소고기청경채볶음을 담고 통깨를 뿌려준다.

만드는 법

〈오이부추무침〉

1 오이와 부추를 잘 씻은 후 오이는 세로로 절반을 자른 후 어슷 썬다.

2 부추는 5cm 길이로 잘라준다.

3 오이와 부추 위에 다진 마늘, 고춧가루, 멸치액젓, 설탕을 넣고 함께 버무린다.

4 오이부추무침을 그릇에 담고 통깨를 뿌려준다.

| 영양소 중량(g) / 비율(%) | 탄수화물 65.0g 51.2% | 단백질 24.0g 18.8% | 지방 17.0g 30.0% | 열량 509kcal |

3. 활동량이 많았던 날

하루 종일 등산한 날, 온 식구들이 함께 김장한 날, 이사하는 날 등 평소보다 몇 배로 운동량이 많아지는 날이 있습니다. 이런 날에는 평소보다 음식을 많이 먹어도 좋습니다. 특히 활동량이 많은 날에는 탄수화물 양을 늘리는 것이 더 도움이 됩니다. 그러나 갑작스럽게 식사량을 늘리게 되면, 도리어 노곤해지면서 오히려 활력이 떨어질 수도 있습니다. 탄수화물 양을 평소보다 많이 늘리게 되면 비타민 B군의 양도 늘려줘야 대사활동을 원활하게 하여 에너지를 제대로 사용할 수 있습니다. 또한 비타민 B군은 피로회복과 스트레스 완화에 효과가 있는 비타민으로 근육통 개선에 도움을 줘 운동량이 많은 날에 보충하면 좋은 영양소입니다. 비타민 B가 가득 포함된 음식으로 한 끼 식사를 소개합니다.

100칼로리를 내는 탄수화물 식품

식품명	무게(g)	분량
쌀밥	70	1/3공기(소)
쌀죽	140	2/3공기(소)
밀가루	30	5큰술
삶은 국수	90	종이컵 3/4
감자	140	중 1개
고구마	70	중 1/2개
찰옥수수	70	1/2개
가래떡	50	썰은 것 11~12개
인절미	50	3개
절편	50	1개(5.5×5×1.5cm)
식빵	35	1장
모닝빵	35	중 1개
바게트빵	35	중 2쪽
도토리묵	200	1/2모
강냉이(옥수수)	30	1.5공기(소)
밤	60	대 3개

비타민 B군이 많이 함유된 식품

식품명	무게(g)	비타민 B군 함량(mg)
보리	100	2,399
쥐눈이콩	100	1,168
서리태	100	983
해바라기씨(볶음)	100	587
시금치	100	548
달걀노른자	100	539
청국장	100	471
파슬리(건)	100	392
강낭콩	100	134
토마토	100	46
돼지고기	100	40

재료(1인분)

돼지고기떡찜		생강	1/2쪽(2g)	물	50g
돼지고기(뒷다리살)	80g	**찜양념**		후춧가루	조금
가래떡	35g	간장	10g	**병아리콩밥**	
양파	40g	다진 마늘	5g	백미(건)	55g
당근	20g	청주	5g	병아리콩(건)	15g
청고추, 홍고추	1/2개씩	생강즙	3g	**동치미**	
달걀	1개	설탕	5g	동치미	50g

만드는 법

〈밥짓기〉

1 병아리콩은 잘 씻어 2시간 동안 불린 후 백미와 병아리콩을 잘 섞어 밥을 지어준다.

〈돼지고기떡찜〉

1 돼지고기는 한 입 크기로 잘라 생강을 넣은 끓는 물에 살짝 데쳐낸다.

2 양파는 2×2cm 크기로 자르고, 당근은 한 입 크기로 다듬어준다.

3 청고추, 홍고추는 절반을 잘라 씨를 발라낸 후 3cm 길이로 잘라준다.

4 가래떡은 절반으로 자른 후 4cm 크기로 잘라준다.

5 달걀지단은 노른자, 흰자를 따로 만든 후 1.5×1.5cm 마름모로 썰어준다.

6 냄비에 찜양념과 데쳐낸 고기를 넣고 서서히 끓이다가 가래떡을 넣고 고기가 거의
    익었을 때 양파와 당근을 넣는다.

7 맛이 잘 배고 고기가 부드럽게 익으면 그릇에 담고 지단을 고명으로 올려준다.

영양소 중량(g) 비율(%)	탄수화물 76.0g 53.1%	단백질 27.0g 18.8%	지방 18.0g 28.1%	열량 588kcal

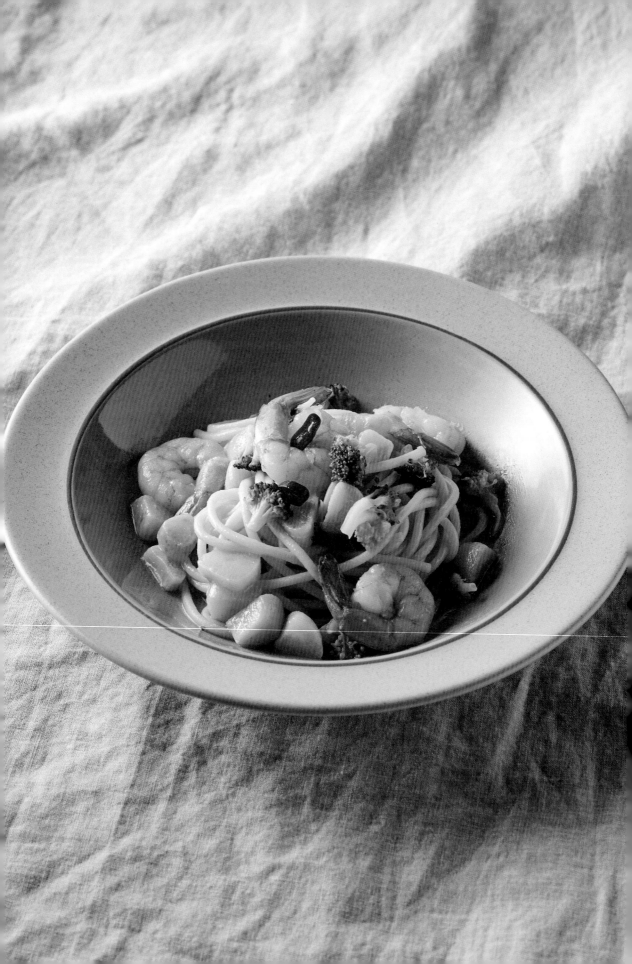

#2
브로콜리쉬림프 알리오올리오파스타

재료(1인분)

냉동새우	80g	브로콜리	40g
파스타면(건)	70g	파슬리가루	조금
올리브오일	15g	소금	3g
마늘	20g	물	1L

만드는 법

1 냉동새우를 해동시킨 다음 흐르는 물에 잘 씻어 체에 밭쳐 물기를 뺀다.

2 냄비에 물과 소금을 넣은 다음 물이 끓으면 파스타면을 넣고 9분 정도 삶는다.

3 삶은 면은 체에 밭쳐 물기를 뺀 후(찬물로 헹구지 말고) 올리브오일을 살짝 뿌려 비벼준 후 접시에 펼쳐 식힌다.

4 마늘은 편 썰고, 브로콜리는 먹기 좋은 크기로 자른다.

5 브로콜리를 끓는 물에 살짝 데친다.

6 프라이팬에 올리브유를 두르고 편마늘을 넣고 마늘이 노릇노릇해질 때까지 익힌다.

7 마늘이 잘 익으면 브로콜리를 넣고 볶다가 새우와 면을 넣고 마저 볶는다.

8 틈틈이 면수를 조금씩 부어가며 볶는다.

9 다 익으면 접시에 담고 파슬리가루를 살짝 뿌린다.

영양소 중량(g) 비율(%)	탄수화물 61.0g 48.6%	단백질 28.0g 22.1%	지방 16.0g 29.3%	열량 504kcal

활동량이 많았던 날
#3

삼색소보로덮밥

재료(1인분)

삼색소보로덮밥		소금	약간	다진 마늘	3g
소고기(소불고기용)	80g	올리브오일	10g	참기름	2g
달걀 2개	55g	**양념장**		다진 양파	3g
백미밥	140g	간장	7g	후춧가루	조금
청피망, 홍피망	20g씩	설탕	5g	**열무김치**	
양파	50g	올리고당	2g	열무김치	40g

만드는 법

1 소고기는 키친타월로 핏물을 살짝 닦아내고 잘게 자른다.

2 양념재료를 넣고 잘 섞어 양념장을 만든다.

3 소고기와 양념장을 잘 버무려 재워둔다.

4 프라이팬에 중불로 소고기를 볶는다.

5 달걀에 소금을 조금 넣어 달걀물을 만든 다음 팬에 올리브오일을 두르고
스크램블에그를 만든다.

6 양파, 청피망, 홍피망은 0.5×0.5cm 크기로 썰어준다.

7 프라이팬에 올리브오일을 두르고 채소를 볶다가 소금을 조금 넣어 간을 맞춘다.

8 그릇에 밥을 깔고 소불고기, 채소볶음, 스크램블에그를 구분해서 담아준다.

영양소	탄수화물	단백질	지방	열량
중량(g) / 비율(%)	64.0g / 49.9%	26.0g / 20.5%	17.0g / 29.6%	528kcal

4. 요리하기 싫은 날

배는 고프고 음식은 먹어야 하는데 손가락 하나 까딱하기 싫은 날이 있습니다. 요리하기는 귀찮고 배달음식을 먹자니 지나치게 자극적인 맛과 많은 양이 먹기 전부터 부담이 됩니다. 요리의 강박에서 벗어나, 간편하고 손쉽게 뚝딱 한끼를 해결하는 방법을 제안드립니다.

그런 날을 대비하여, 평소 건강한 가정간편식이나 특수의료용도식품을 냉동제품으로 구비해 놓으세요. 최근에는 암 환자용 특수 의료용도 식품을 제공하는 회사도 많이 있답니다. 식품의약안전처가 제시하는 영양기준에 맞춘 다양한 제품들이 나와 있으니, 적절한 제품을 구입하여 냉동실에 비치하면 이럴 때 도움이 됩니다. 또는 복잡한 조리 없이 다양한 식품을 혼합하여도 몸에 필요한 에너지와 필수 영양소들로 잘 구성된 간편한 한 끼 식사가 됩니다. 먹고 난 다음 산더미처럼 생기는 설거지 거리가 없는 것은 덤입니다.

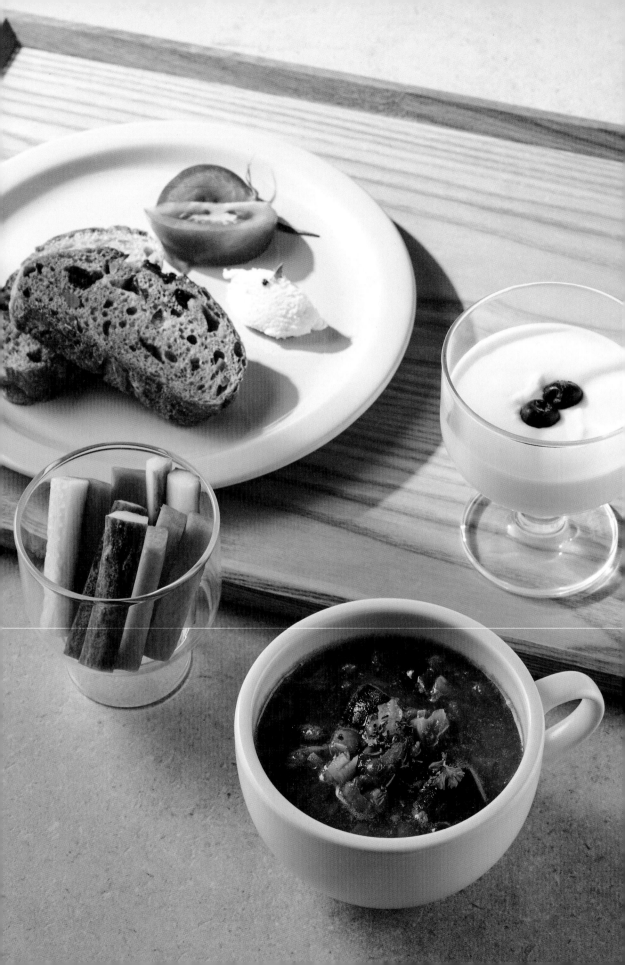

그릭요거트샌드위치

재료(1인분)

통밀빵	35g	토마토	30g
그릭요거트	30g	오이	20g
달걀	1개	마녀스프	300g
올리브오일	약간	블루베리	5g
당근	20g		

만드는 법

1 달군 팬에 올리브오일을 살짝 두르고 달걀프라이를 1개 만든다.

2 토마토, 오이를 슬라이스 한다.

3 통밀빵 슬라이스 1조각 위에 그릭요거트를 바른다.

4 위에 달걀프라이를 얹고 위에 토마토 슬라이스, 오이 슬라이스를 얹는다.

5 마녀스프를 따뜻하게 데워 함께 먹는다.

영양소 중량(g) 비율(%)	탄수화물 48.0g 48.4%	단백질 19.0g 18.6%	지방 14.0g 32.9%	열량 392kcal

#2

영양 음료

재료(1인분)

미니웰OS(구수한 맛, 200kcal)	1개	우유	100ml
실버웰(영양죽, 150kcal)	1개	찐달걀(75kcal)	1개

만드는 법

1 미니웰OS, 우유, 실버웰을 함께 넣어 섞는다.

2 찐달걀과 함께 먹는다.

영양소 중량(g) 비율(%)	탄수화물 53.2g 49.2%	단백질 20.7g 19.1%	지방 15.2g 31.6%	열량 432kcal

요리하기 싫은 날
#3
특수 의료용도 식품-암 환자용 식단

식품의약처안전처에서 제시하는 암 환자용 식단형 식품의 기준 및 규격을 준수하고 전문 임상영양사가 설계한 메뉴를 제품화하여 식단으로 제안하고 있습니다.

식품의약안전처의 암 환자용 식단 영양기준 - 1끼 기준

영양소	기준
단백질	총 열량의 18% 이상
지방	총 열량의 15~35%
포화지방	총 열량의 7% 이하
나트륨	1,350mg 이하

메디쏠라 암케어 식단 www.medisola.co.kr

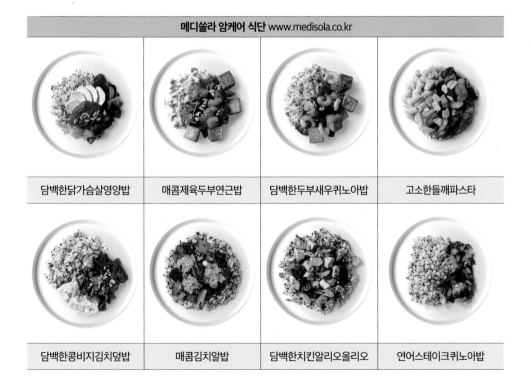

담백한닭가슴살영양밥	매콤제육두부연근밥	담백한두부새우퀴노아밥	고소한들깨파스타
담백한콩비지김치덮밥	매콤김치알밥	담백한치킨알리오올리오	연어스테이크퀴노아밥

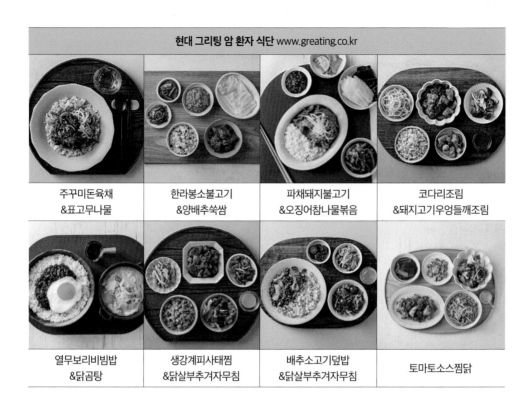

현대 그리팅 암 환자 식단 www.greating.co.kr

주꾸미돈육채 &표고무나물	한라봉소불고기 &양배추쑥쌈	파채돼지불고기 &오징어참나물볶음	코다리조림 &돼지고기우엉들깨조림
열무보리비빔밥 &닭곰탕	생강계피사태찜 &닭살부추겨자무침	배추소고기덮밥 &닭살부추겨자무침	토마토소스찜닭

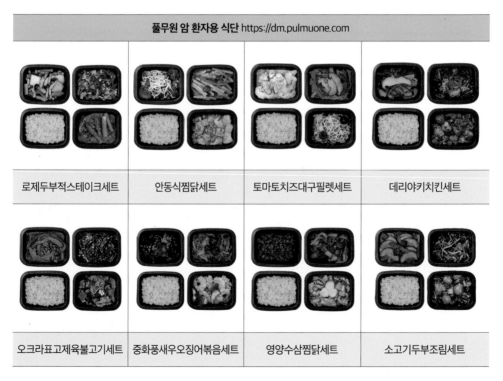

풀무원 암 환자용 식단 https://dm.pulmuone.com

로제두부적스테이크세트	안동식찜닭세트	토마토치즈대구필렛세트	데리야키치킨세트
오크라표고제육불고기세트	중화풍새우오징어볶음세트	영양수삼찜닭세트	소고기두부조림세트

5. 소화가 안되는 날

　갑자기 속이 더부룩하거나, 스트레스로 위가 경직된 것 같은 날 등 평소 먹던 대로 먹기가 어려운 날이 있습니다. 증상이 심하면 한 두 끼 정도 굶는 것도 필요하지만, 계속 굶을 수는 없습니다. 또한 위에 갑자기 탈이 나게 되면 한 동안 부드러운 음식으로 달래주어야 합니다. 그래도 너무 영양가 없이 먹게 되면, 반대로 체력이 고갈되거나 피로감이 더해집니다. 부드러우면서 영양소는 제대로 함유된 식사를 소개합니다.

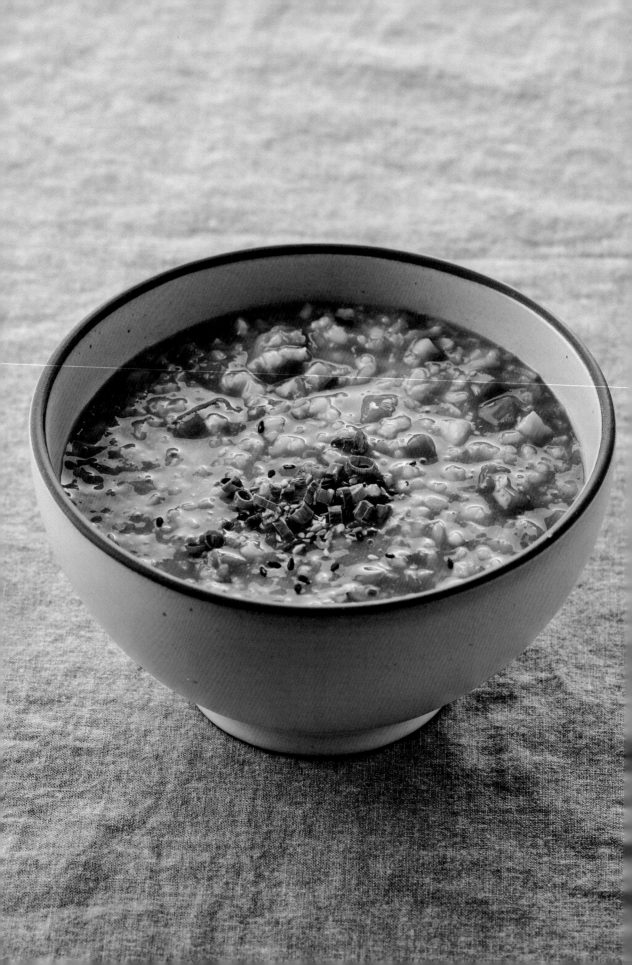

전복내장죽

재료(1인분)

전복	100g	양파	50g
찹쌀	50g	당근	25g
다시마	2g	소금	1g
참기름	10g	통깨	2g

만드는 법

1 찹쌀을 1시간 이상 물에 불린다.

2 냄비에 물 1.5L를 넣고 다시마를 우려 다시마육수를 만든다.

3 전복은 솔로 깨끗하게 씻어서 껍질 분리 후 이빨을 제거하고 내장은 따로 모아둔다.

4 전복은 잘게 썰어 준비한다.

5 전복내장은 믹서기에 갈고, 채소는 잘게 다진다.

6 팬에 참기름을 두르고 전복살을 볶는다.

7 전복살이 어느정도 익으면, 물기 뺀 불린 찹쌀을 볶아주다가 찹쌀 겉이 살짝 투명해지면 전복내장을 넣고 더 볶는다.

8 다시마육수를 넣고 쌀이 푹 퍼질 때까지 잘 저어주면서 익힌다.

9 다 익으면 그릇에 담고 통깨를 살짝 뿌린 다음 소금으로 간을 맞춰준다.

영양소 중량(g) 비율(%)	탄수화물 52.0g 49.7%	단백질 21.0g 19.4%	지방 15.0g 30.9%	열량 430kcal

소고기야채죽

재료(1인분)

소고기야채죽		애호박	25g	소금	1g
소고기	80g	표고버섯	10g	**매실장아찌무침**	
찹쌀	50g	새송이버섯	15g	매실장아찌	20g
양파	50g	참기름	3g	고추장	1g
당근	20g	식용유	3g	올리고당	1g

만드는 법

1 찹쌀을 1시간 이상 물에 불린다.

2 소고기와 채소를 잘게 다진다.

3 팬에 식용유를 두르고 소고기를 넣고 볶다가 채소를 넣고 볶는다.

4 채소가 어느 정도 익으면 참기름을 넣고 살짝 더 볶은 뒤 불린 찹쌀을 넣고
물을 2배 높이로 붓는다.

5 찹쌀이 눋지 않도록 잘 저어가면서 푹 익을 때까지 익힌다.

6 죽이 다 되면 소금을 살짝 넣어 간을 맞춰준다.

7 매실장아찌는 먹기 좋은 크기로 썬 다음 고추장과 올리고당을 넣어 버무린다.

영양소 중량(g) 비율(%)	탄수화물 51.0g 47.8%	단백질 23.0g 20.9%	지방 15.0g 31.3%	열량 437kcal

#3
두부함박스테이크

재료(1인분)

두부함박스테이크		실파	10g	퀴노아밥	
두부	75g	달걀	30g	백미	45g
참치(캔)	30g	간장	2g	퀴노아(건)	10g
양파	35g	소금	1g	배추김치	
청피망	15g	빵가루	6g	배추김치	20g
홍피망	15g	올리브오일	7g		
팽이버섯	25g	후춧가루	조금		

만드는 법

〈밥짓기〉

1 백미와 퀴노아는 깨끗이 씻어 30분 이상 불렸다가 밥을 짓는다.

〈두부함박스테이크〉

1 두부는 손으로 물기를 살짝 제거한 후 으깨준다.

2 양파, 청피망, 홍피망, 팽이버섯, 실파를 잘게 다진다.

3 으깬 두부에 기름을 뺀 참치와 잘게 다진 채소, 달걀, 간장, 소금, 후춧가루를 넣고
잘 버무린다.

4 빵가루를 넣어가며 농도를 맞춘다.

5 두부 반죽을 두 덩어리로 나눈 다음 팬에 올리브오일을 두르고 노릇하게 잘
구워준다.

영양소 중량(g) 비율(%)	탄수화물 60.0g 49.6%	단백질 25.0g 20.7%	지방 16.0g 29.7%	열량 493kcal

6. 체중 감량이 나타날 때

매일 체중을 체크하다 보면 체중이 점점 빠지는 경우가 있습니다. 체중 감량이 필요한 분들에게는 좋은 소식이지만, 정상 체중이나 저체중인 경우 체중 감량이 지속되는 것은 위험 신호입니다. 정상 체중 대비 3kg 정도 감량 시부터 적극적으로 원인을 파악하고 회복시키기 위해 노력해야 합니다. 원인으로는 크게 두 가지가 있습니다. 평소보다 식사량 섭취가 적었던지, 아니면 활동량이 꾸준히 증가하였는지입니다.

이유가 분석되었다면, 우선 체중 회복을 위해서 식사량을 늘려야 합니다. 영양소를 골고루 갖추되, 양이 적은 음식으로 식단을 구성하면 좋습니다. 100칼로리 정도 증가시킨 양으로 꾸준히 섭취하면서 체중 회복을 체크해보세요. 끼니에 먹는 양을 늘릴 수 없다면, 간식을 이용하여도 좋습니다. 이 챕터에서는 식사량은 적어도 영양밀도가 높은 식사를 제안합니다.

100~150칼로리 간식 종류

식품(제품)명	개수(무게)	열량(kcal)
절편	1개	100
바나나	중 1개	100
인절미	6개	100
오렌지	대 1개	100
황도복숭아	중 1개	100
딸기	중 14개	100
메디에프 스마일	1개(150ml)	150
무스웰 밸런스	1개(100g)	130
뉴케어 미니 구수한 맛	1개(150ml)	110
뉴케어 미니 바나나 맛	1개(150ml)	150

#1
베이컨라이스그라탕

재료(1인분)

베이컨	80g	파프리카	15g
백미밥	140g	파슬리가루	조금
모차렐라치즈	40g	깨소금	1g
양파	20g	식용유	2g
당근	15g		

만드는 법

1 채소와 베이컨을 잘게 썬다.

2 예열된 팬에 식용유를 두르고 채소와 베이컨을 볶는다.

3 채소와 베이컨이 익으면 밥을 넣고 깨소금을 넣어 볶는다.

4 오븐 용기에 볶음밥을 잘 담고 위에 모차렐라치즈를 뿌려준다.

5 180℃로 예열한 오븐에 밥을 담은 그릇을 넣고 10분 동안 치즈 윗면이
노릇하게 익도록 구워준다.

6 치즈 위에 파슬리가루를 뿌려준다.

영양소 중량(g) / 비율(%)	탄수화물 60.0g / 46.0%	단백질 28.0g / 21.0%	지방 21.0g / 33.0%	열량 510kcal

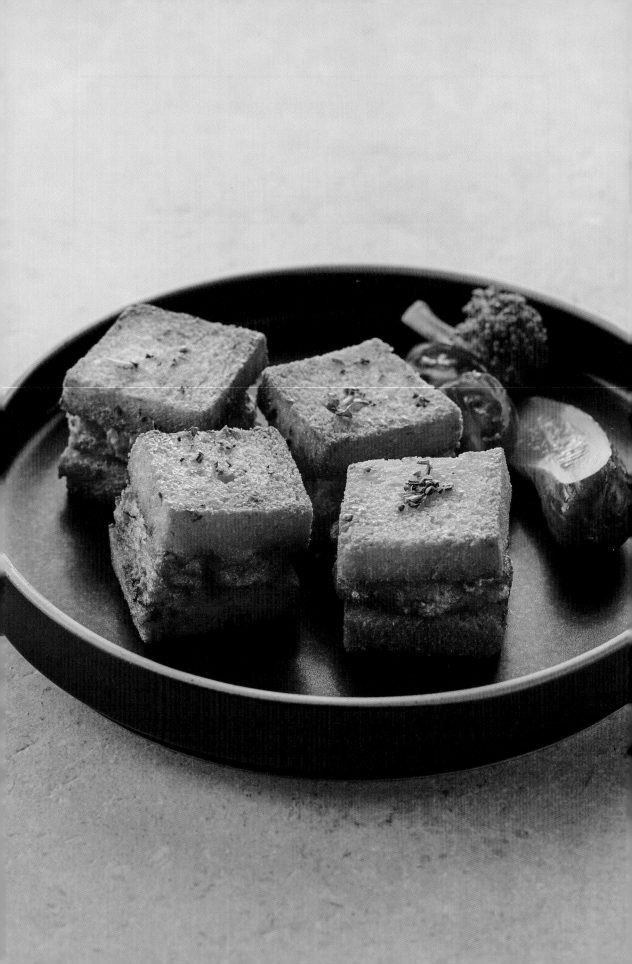

새우멘보샤

재료(1인분)

새우멘보샤		올리브오일	8g
식빵	3장	맛술	5g
새우살	90g	소금	조금
식용유	20g	후춧가루	조금
반죽재료		오이피클	
달걀흰자 2개분	27g	오이피클	40g
감자전분	10g		

만드는 법

1 식빵 가장자리를 잘라낸 후 4등분 한다.

2 새우를 잘게 다진 다음 반죽재료와 함께 잘 치대준다.

3 식빵 위에 새우반죽을 올린 후 다른 식빵으로 덮는다.

4 팬에 식용유를 두르고 식빵을 노릇노릇하게 잘 익혀준다.

영양소 중량(g) 비율(%)	탄수화물 63.0g 46.0%	단백질 32.0g 22.0%	지방 20.0g 32.0%	열량 524kcal

<table>
<tr><td>

체중 감량이 나타날 때
#3

갈릭콘치즈토스트

</td></tr>
</table>

재료(1인분)

갈릭콘치즈토스트		갈릭버터소스	
식빵 2장	2장(70g)	버터	15g
모차렐라치즈	60g	다진 마늘	15g
캔옥수수	50g	설탕	10g
오이피클	40g	파슬리가루	2g

만드는 법

1 그릇에 버터, 마늘, 설탕, 파슬리가루를 넣고 전자레인지에 15초 정도 녹여 갈릭버터소스를 만든다.

2 녹인 갈릭버터소스를 식빵 2장 모두 한쪽 면에만 바른다.

3 식빵 한 장을 소스가 발린 식빵면을 오븐 팬 아래쪽으로 가게 한 다음 소스가 발리지 않는 쪽에 옥수수를 올리고 위에 모차렐라치즈를 뿌린다.

4 소스가 발리지 않은 다른 식빵 한 장이 치즈와 마주보게 덮어준 다음 180℃로 예열한 오븐에서 빵이 노릇노릇해지도록 약 10분간 굽는다.

영양소 중량(g) 비율(%)	탄수화물 70.0g 47.1%	단백질 27.0g 18.2%	지방 23.0g 34.8%	열량 595kcal

7. 체중 증가가 시작될 때

헐렁했던 옷이 갑자기 꽉 맞기 시작합니다. 바지 단추가 잠기기 않습니다. 아니나 다를까 체중계 숫자가 갑자기 쭉쭉 올라가고 있습니다. 체중 증가 또한 건강에 적신호입니다. 특히 살을 빼야 하는 경우에 체중 증가는 매우 심각한 문제입니다. 과감하게 식사량 변화가 필요합니다.

우선 불필요한 간식을 먹었다면, 단호하게 중단하십시오. 식사량도 과감히 줄입니다. 밥의 경우 매끼 1/3 정도만 줄여도 하루에 300칼로리 감소 효과가 있으며, 여기에 걷기 운동 30~40분 정도만 늘리면 200칼로리 소비가 더해져 일주일에 0.5kg 체중 감소 효과를 볼 수 있습니다.

전문가들은 이 정도가 가장 건강하게 체중을 감소하는 방법이라고 조언하지요. 간식도 100칼로리 이내로 먹을 것을 추천합니다. 이 챕터에서는 350~450칼로리에 건강한 다이어트 식단인 '지중해식' 영양원리를 근간으로 한 식단을 소개합니다.

#1
연어포케

재료(1인분)

연어포케		적채	10g	올리고당	5g
현미밥	105g	무순	15g	진간장	10g
연어	80g	쪽파	10g	레몬즙	5g
오이	20g	**오리엔탈드레싱**		참기름	5g
파프리카	25g	올리브오일	10g	후춧가루	조금
양상추	20g	다진 마늘	5g		

만드는 법

1 연어는 2×2cm 크기로 자른다.

2 오리엔탈드레싱을 만든 다음 연어를 버무린다.

3 양상추, 적채, 오이, 파프리카, 쪽파는 채 썬다.

4 그릇에 밥을 담고 그 위에 채 썬 채소, 무순, 소스 발린 연어를 잘 담아준다.

영양소 중량(g) 비율(%)	탄수화물 47.0g 47.0%	단백질 22.0g 22.3%	지방 14.0g 30.7%	열량 400kcal

#2

채소달걀김밥

재료(1인분)

백미밥	110g	오이	20g
김(김밥용)	1장	올리브오일	5g
달걀	85g	깨소금	2g
당근	40g	소금	조금
시금치	50g		

만드는 법

1 밥에 깨소금을 뿌려 잘 섞은 후 밥을 식혀준다.

2 달걀물을 만들어 얇은 달걀지단을 여러 장 만들고, 식으면 가늘게 채 썰어둔다.

3 당근도 가늘게 채 썬 후 달군 프라이팬에 올리브오일을 두르고 볶아준다.

4 시금치는 잘 씻어 끓는 물에 데쳐 식힌 다음 소금, 깨소금, 참기름을 넣고 버무려준다.

5 오이를 세로로 4등분 한 다음 씨를 제거하고 세로로 길게 잘라준다.

6 김에 밥을 얇게 펴고 달걀, 당근, 시금치, 오이를 위에 올려준 다음 김밥을 말아준다.

영양소 중량(g) / 비율(%)	탄수화물	단백질	지방	열량
	47.0g / 48.1%	18.0g / 18.4%	14.0g / 33.4%	396kcal

#3
두부완두된장볶음

재료(1인분)

두부완두된장볶음		들기름	7g
생식두부	135g	소금	조금
완두	30g	**현미밥**	
된장	8g	백미	35g
홍고추	5g	현미	15g

만드는 법

1 현미와 백미를 잘 씻은 후 30분 이상 불렸다가 밥을 짓는다.

2 완두는 끓는 물에 삶아 찬물에 헹군 후 물기를 뺀다.

3 홍고추는 반으로 갈라 씨를 뺀 후 잘게 다진다.

4 예열한 팬에 들기름을 두르고 된장을 넣어 골고루 섞으면서 볶는다.

5 된장볶음에 생식두부와 완두를 넣어 가볍게 버무리듯이 섞은 후 다진 붉은 고추를 넣고, 소금으로 간을 한다.

영양소	탄수화물	단백질	지방	열량
중량(g) / 비율(%)	52.0g / 50.5%	19.0g / 18.6%	14.0g / 30.9%	419kcal

식습관은 건강한 생활습관 중 가장 중요합니다.

이 책에 소개된 메뉴들을 참고하여 필요한 영양소들의 과부족없이
일정한 양으로 규칙적으로 먹는 습관을 들이도록 합시다.

진행 총괄	이승연(메디쏠라 대표)
진행 지원	최서윤(메디쏠라 뉴트리션연구소 임상영양사)
	이다희(메디쏠라 뉴트리션연구소 영양사)
	윤효선(메디쏠라 상품개발팀 영양사)
식단 계획 & 메뉴 기획	최서윤(메디쏠라 뉴트리션연구소 임상영양사)
	이다희(메디쏠라 뉴트리션연구소 영양사)
요리	이태리(메디쏠라 상품개발팀 팀장)
	전웅휘(메디쏠라 상품개발팀 셰프)
푸드스타일링	김일아(메디쏠라 브랜드마케팅 팀장)

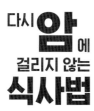

다시 암에 걸리지 않는 식사법

초판 1쇄 발행 2023년 9월 15일

지은이 이지원, 김형미, 이승연
펴낸이 김영조
편집 김시연 | **디자인** 이병옥 | **마케팅** 김민수, 조애리 | **제작** 김경묵 | **경영지원** 정은진
교정·교열 한지연 | **사진** 이과용
펴낸곳 싸이프레스 | **주소** 서울시 마포구 양화로7길 44, 3층
전화 (02)335-0385/0399 | **팩스** (02)335-0397
이메일 cypressbook1@naver.com | **홈페이지** www.cypressbook.co.kr
블로그 blog.naver.com/cypressbook1 | **포스트** post.naver.com/cypressbook1
인스타그램 싸이프레스 @cypress_book | **싸이클** @cycle_book
출판등록 2009년 11월 3일 제2010-000105호

ISBN 979-11-6032-209-5   13510